imaginist

想象另一种可能

理
想
国

imaginist

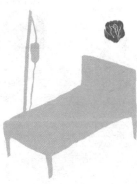

我等待，在那崎岖的小路上，
会有两个人再次相遇
一个是我，一个是你。

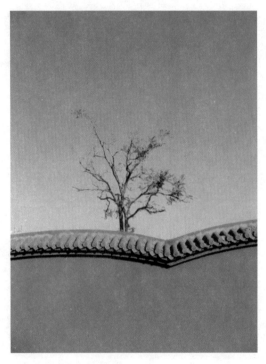

子尤摄

英芝芬芳華蓉

我在病中和女生的故事

子尤 著

柳红 编

广西师范大学出版社
·桂林·

图书在版编目(CIP)数据

英芝芬芳華蓉：我在病中和女生的故事 / 子尤著；柳红编 .
—桂林：广西师范大学出版社，2012.1
ISBN 978-7-5495-0928-7

Ⅰ.①英… Ⅱ.①子…②柳 Ⅲ.①散文集–中国–当代
Ⅳ.①I267

中国版本图书馆CIP数据核字(2011)第226873号

广西师范大学出版社出版发行

桂林市中华路22号　邮政编码：541001
网址：www.bbtpress.com

出 版 人：何林夏
出 品 人：刘瑞琳
书名题字：孔庆芝
勒口摄影：在野摄影工作室·钱晓红
责任编辑：曹凌志
装帧设计：王卉予
制　　作：陈基胜
　　　　　马志方
全国新华书店经销
发行热线：010-64284815
北京汇林印务有限公司

开本：880mm×1230mm　1/32
印张：8.25　字数：120千字　图片：80幅
2012年1月第1版　2012年1月第1次印刷
定价：29.80元

如发现印装质量问题，影响阅读，请与印刷厂联系调换。

目 录

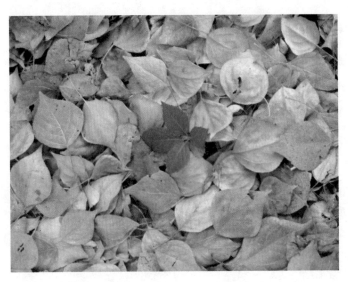

子尤摄

前言

舒心地用自己的性格布置世界

在惯常的青春爱情小说中，常常会有主人公得了绝症的情节，让故事感人一点，当然，那只是小说，也许正是因为感觉医院、病床、绝症一类的词语离我们很遥远，我们才会对于在病床上发生的生死爱情觉得新鲜而又动情，对那里会发生怎样的浪漫充满遐想。

我的这本书，包含的是两个内容：疾病与女生，可它又不是虚构的爱情小说。**在发病一年之时，回首征程，发现一路，我不是愁眉苦脸走过的，不是唉声叹气走过的，不是遮遮掩掩小心翼翼走过的，而是一路有言笑，横刀向天笑，仰天长笑，泪中带笑走过的。**我的世界因发病与之前有了翻天覆地的变化，视野因而开阔，我可以舒心地用自己的性格布置世界，也就是曾写过的一句诗"别人让天空主宰自己的颜色，我用自己的颜色画天"的意思。我经历了，我看见了，我享受了，我感叹了，最重要的，我认识了，我认识了各种各样的世界，各种各样的人。有比我大的人，比我小的人，和许多以前无缘认识的同龄人。同龄人中，又以女生居多。她们都是精彩的女生，美丽的女生，优秀的女生。我突然觉得这时与她们的交往与生病前的性质大不一样，小男生从课桌旁到了病床上，虽然同样会羞涩尴尬，却可以堂而皇之又洋洋洒洒。

因为，这是青春，是天使与魔鬼在旁边坐着观看，一同见证的青春。

记录下和她们的故事，会是多么有意义！于是 2005 年情人节，我完成了《悠哉悠哉》，记录了发病以来和女生们的故事，它成了我写作路上很重要的一篇文章。之后，我发誓以后每年情人节都写一篇。

而这本书，就是两篇《悠哉悠哉》的汇总。编辑时，我又充实了它们，充实的过程挺难的，因为原来的《悠哉悠哉》已然是独立成篇，编辑的过程我说自己跟泥水匠差不多，是个技术活。我想顺带着写一下自己的治病经历，但发现无法两者兼顾，风格是不一样的，死神与爱神水火不交融。所以，我只是把每一个时刻自己的治病背景介绍一下，算是补充。这不是本讲治病经历的书，**在这些文字中，疾病倒为辅了。我要描写的，是一抹病房春色如何一洗黑暗凄婉**，因为我发现与病人有关的作品，都非常苦，当然，病人们的拼搏是苦的，不易的，但我希望能通过自己的笔，让读者的脸色不是同情的，反而是振奋的，**这次，是我带你参观一个世界。**

读者们可以用不同的方式窥见我的世界，知道我这两年是如何度过的，我不是狂人，但我的青春没有虚度。青春小说里的爱与痛是假，我给你们展示真格的！

　　有两个词汇是布满我思绪的每个角落的，即疾病与女生。疾病代表着苦难，女生预示着希望。身在病房我与疾病为伴，享受不尽；和女生一起，则初尝思念的滋味。

　　经历惊心动魄，这是外人看到的情景。我要做的只是冷静面对，张开双臂迎接每一天。在疾病之神不停地将死亡的烟花爆炸在我头顶时，我却每日高歌着女生的名字。

　　……

　　开始读吧！朋友们。祝旅途愉快！

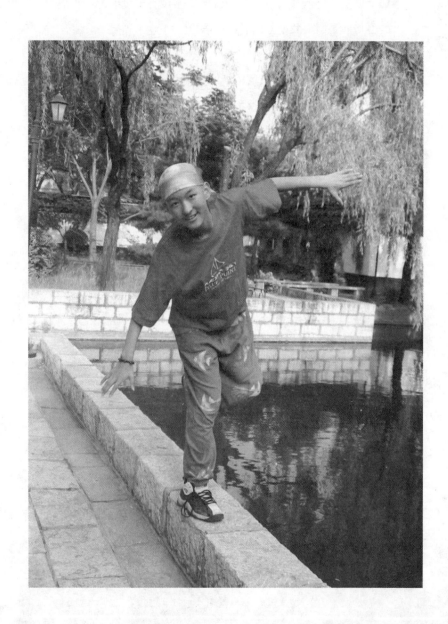

第 **1** 部　二○○四年

秋雨沙沙落，落在我心上
冷雨拥抱着回忆的我，空遗下春风依旧
笔是一声霹雳的锋芒，电话是倾吐声音的爱恋
智慧是我耕的犁，我跟上帝借枝笔
你在信的那头等我，我在信的这头读你

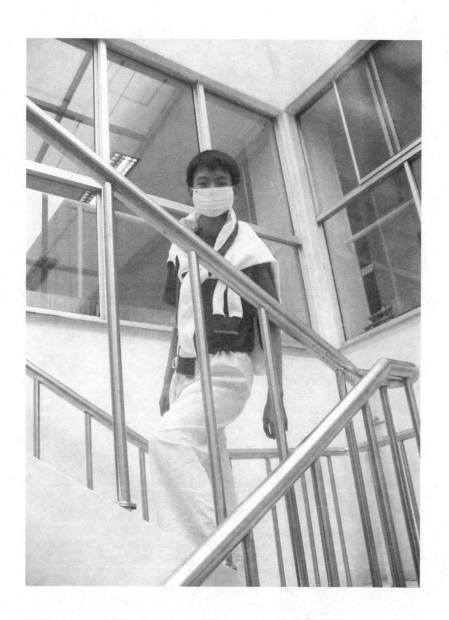

2004 年 12 月 17 日写了片断

2005 年 1 月末开始全力以赴

美国喜剧导演伍迪·埃伦在一部他的半自传电影的开头，先打破银屏的障碍、演员与观众固有的关系，对着镜头旁若无人地讲了两个笑话，用来诠释他的人生态度。

有一次，大家正在上早自习，我突然心情特别激动，觉得天朗气清，人们幸福健康，不由地对坐在我前头正在学习的丁超喊了声："丁超，我真喜欢你！"

现在我要写写我的女朋友们，怎么开头呢？就让我用这个故事，来描述自己是如何"爱"女生的吧！

秋雨沙沙落，落在我心上

2004 年 2 月，外出，站在天桥上，**我跟妈妈说，希望自己能拥有一个传奇的人生。没想到，一个月后，我这天桥之上苍天之下的话就应验了……**

那时我 13 岁。那时我上初二。

那是 2004 年 3 月 24 日。那是个星期三。

一秒钟前，我是个正在上课的初中生，一秒钟后呢？我踏上了一条新的路。

那天早上我骑车上学，进班之后第一件事是把《黑铁时代》带给席西。他去年暑假去了趟新西兰，开学后曾给我和几个朋友钊子、马勃送了在那儿买的礼物，我得到的是一个彩绘盘子，他边给边说这是他仔细挑选才买的，保证代表了新西兰的独特魅力，虽然盘子底下就有 Made in China 的字样，但我还是很感激。当时我就说要把《黑铁时代》送给他以示谢意，谁知这一拖拖了半年，今天才得着工夫送他书。

我把《黑铁时代》拿出书包，问坐在我身边的小云："你看过它吗？"她摇摇头。我便把书给席西。

望着小云，我有一些惆怅。她是初二一开学转来的，不久她和我和马勃三人坐在了一起。不，这太俗套了，所有的学生爱情都是这么"同桌"出来的。我们三个人的日子"相敬如宾"，又"如火如荼"。寒假时，语文老师留的寒假作业中有四篇作文一项。我写了一篇小云，字数一不小心很长，于是我干脆在题目底下写："一篇顶四篇。"

我真大胆，写女生的文章都敢给老师。

去年 9 月份，班里转来了四个新生，三女一男。我对转来的学生是什么情况不感兴趣，所以并没有仔细记着他们的名字、长相，也没有和他们怎么交往。可几天过了，其他新生全没印象，唯有一个转来的女生给我印象深刻：总是那么懒洋洋的样子，一双大大的眼睛，圆圆的脸，上课听讲迷迷糊糊的感觉。

她的样子应该是好看的，但我的审美观念已经随着看多了电影后渐渐褪化，不过很多人都认为她是班里最好看的女生。我不能肯定，但文静优雅，她确实是算得上。

期中以后，她的影响力开始逐渐加大，因为她的学习成绩实在让人震惊。基本上门门是 100 分，仿佛她交上去的不是自己写的卷子，而是编题人附带着的答案，令人难以置信。但最主要的是，她从未很刻苦地学习过（至少我是这样认为的），不是上课睡觉，就是没事闲着看书。没人见过这样的"好学生"。

我从小接受的思想就是：只要工夫深，铁杵磨成针。要得好成绩，学到脑袋昏。不过这位神仙般的女生实在是将我的传统思想全部颠覆了，没办法，我只能相信有人所说的她的智商高的说法。

这就是我早期对她的印象，娇娇嫩嫩，像是"不胜娇羞的水莲花"，常面带微笑，却时时让人搞不明白她的行为———上课下课都趴在桌子上睡觉，仿佛上学不为学习而为休息，而且睡的感觉那么好！

后来老师换座位时让我和好朋友马勃成了同桌，而碰巧小云就坐在他前头，由此我可以近处地看她了。因为她刚转来不久，有些"水土不服"，似乎没怎么主动跟人说话，而我则怀着对她的兴趣，"心怀鬼胎"地主动和她说话。**她很老实，我问什么她回答什么，当然这也是她最不老实的地方。她用最简洁的话语回答完我的话，回答得一点不剩，干干净净，丝藕毫不相连，让我连追问的话题都没有。真是狡猾！**

当然，最初我不是主动向她发动攻击，我是先和马勃聊天，也是故意在吸引小云的注意力。"单纯"的马勃成了我的利用品，他甘愿牺牲为一个平面镜，将我吐出的话语镜面反射到小云那里去，让她听。而小云也逐渐地能和我们聊会儿天，就这样，我们之间熟悉起来。

看小云的所作所为，你决不能同她恬静的面容联系起来——一个成绩优秀的"小懒猫"。她的神情老是恍惚异常，想着什么事情。**如果你突然和她说话，她会先将那个大大的眼睛里的目光抛过来，呆呆地望着你。但这时她还没完全从她的冥想中缓过来，大概过了一两秒钟，她的大眼睛才有了神采，这才说明，她"醒"了。**

我和马勃和她在一起坐的日子应该是我最快乐的日子。我们是无话不谈的，且涉及面很广。我和马勃问她兴趣是什么，结果听来了一个"炒股"（其实是"考古"）。后来又听她说"金字塔"，就开玩笑说她站在金字塔顶上炒股，逗得她笑得厉害。

她的笑与常人不一样，只要嘴一翘，脑袋绝对是要往侧面转过去一些的，且速度奇快。嘴一翘，脑袋就转，她笑的时候并不捂嘴，因为转过去的脑袋已经掩饰了她笑的样子，眼睛也会相应地眯一些。**那个时候，弯弯月形的嘴和眼睛，是缺月，**

圆圆的脑袋像全月。月亮阴晴圆缺的面貌都显现在了她脸上。

碰见她这么一个人，谁都会突发灵感。我曾问马勃，当我还没换座位换到他旁边之前，他叫她什么，马勃说叫她小云。席西听了，越品越觉得像叫小保姆。结果我也相应地给她编了许多的名字……我们还一起编她回家的艰难旅程（因为她住宿，只在周末才回家）：先坐飞机坐上几个小时，再坐火车，到了车站，有一个拉人力车的问她坐不坐，她说："你拉得太慢！"自己拉着人力车跑了。等快到了，前面还有一个窄胡同，她侧着身进去。她家是个三层小洋楼，她顺着墙壁就爬上去了。

我和马勃在一起还分析过她的衣服。她喜欢将理应是外套的衣服穿在校服里面，且从她转来到现在4个月，好像校服里面的衣服就没换过。我不是"色盲"，却是"色词盲"（色彩词汇），不知道她的那个穿在里头的外套是什么颜色，却只认得那颜色很艳，艳到能闻到四布的芳香。

"有一次秦池和她下五子棋，他们那种五子棋异常独特，就是用笔在纸上画一个棋盘，拿笔在上头画个圈就算放了个棋子，其艰苦朴素的精神让人感动。我也来了兴趣，和小云下了一局。结果就在我马上赢了的时候，小云却先连成了五个子。**在那一刻，我吃惊地看着她，她的嘴上荡漾着微笑，连眼睛里都是喜洋洋的笑，有一种胜利者才有的俯视众生的感觉。**很少看见小云得意的样子，能见到她调皮表情的机会太少了。

有一天我和马勃去食堂的路上谈起在我们前边走着的小

云。马勃觉得她脸太白了，只微微有几丝血色。突然之间，我灵感突发，瞬间说出两句。其创作速度和质量让我不得不佩服世上是真有灵感一说的。后来我又想凑上后两句，但怎么凑都嫌太刁钻艳丽，唯有这两句是真的浑然天成：

> 你的脸像朵凋零的玫瑰，
> 一语低吟犹似清泉流水。

后来我把这诗给小云看，她仍是个老样子，笑笑的，也没有表达什么自己的想法。这让我有些怅然若失。"

"后来有一段时间我换座位被换到了别处，心中急切地想回到原来的地方。我已经被与马勃、小云的交往经历迷住了，但终归是要分开的。这让我哀叹良久，低回不已。

和小云不坐在一起以后，我突然不再想和她说话，不敢再想她，心里很烦恼。马勃曾跟我说，小云问他：子尤怎么了？是不是她自己惹他生气了，怎么连看她都不愿多看一眼？我不知道小云是否跟马勃说过这话，毕竟自己太没自信了，不敢相信小云能这样问。我不需要小云想任何关于我的事情，愿她在我心中永远只是远方的海市蜃楼，只要她在这儿，不管它是不是真的存在，我就已经很满足了。"

3月14日，一个周末，我竟选择了一个奢侈的下午，暂且忘记作业、考试，在电脑前写作起来，正在写作业写疯了的钊子打电话来问情况，得知我的悠然，把他都快气疯了。谁让我写得这样悠然？还是小云。我若是知道过几天会出什么事，肯定会为自己的执着感动得落泪，暴风雨来临前我还在认真书写小情小调，直到最后一刻。战场上的士兵恐怕都没我这么忠诚。

我写什么呢？我是在回忆自己的那篇寒假文章让小云看的情景：

"因为实在是心急，我早在刚开学的第一天，也就是星期一的时候把自己写她的事情告诉了小云。她当然是满面的春花，急着要看。可星期二不知什么缘故没有给成，就准备把稿子打出来星期三给她看。那天下午要有连着四个小时的考试，三门连考，属于那种能把人考熟了的。我暗想，下午考试，上午让小云看文章，太破坏情绪。不过转念一想，小云是那种考试正确如预备出题答案的人，要破坏情绪只能破坏自己的。左思右想，终于硬了心，在这下午人就得给考熟了的星期三的上午，将写好的文章给了她。

我到的时候，是早读时间。小云的座位在我的斜后方，她正一脸正经样子地坐着。我笑盈盈地将书包放好，拿出了打好的稿子，她笑着伸手要。那不多见的调皮又在她身上游荡起来。

得了稿子，她便开始看起来，那腰身侧着看文章的样子格外动人，很正经，但最正经有时是最调皮的。我虽然故意正襟危坐，好像对小云不感兴趣，心里却恨不得瞪着眼睛将她的表情看个够。"

天呀！看 2 年以前自己写的文章，感觉真奇妙，我真想说一句："这个小男生心眼挺多。"就是这样，好，让时空回到 2004 年 3 月 24 日，我正坐在自己的位子上，而马勃和小云还坐在一起。

有太多男生喜欢小云了，我不管，我一如既往叫她我自己起的名字，惹得有一次一个嫉妒的男生说："子尤，下课以后出来一趟。"

我现在真不能想象如果 3 月 24 日没发生那件事，我的人生轨迹没有因而改变，我与朋友们，我与小云的关系会怎么样。

那天中午，女生们全被叫走，说是到电教室受教育，据说老师会跟她们说要怎么作态才能招男生喜欢一类。男生们正复习，准备下午考试，外加讨论女生们正在听的课。突然跑来一个外班男生，说："走呀？"

有人问："走哪儿去呀？"

"去电教室听课去呀！"

我不知道他是没搞明白听课者身份局限还是真求知心切。

于是我和男生们开始一场"男生会议"，具体讨论什么我生怕家长老师看了心脏病发作，就暂且不表，反正讨论到最后我大喝一声："干脆咱们脱下衣服晾晾！"

席西也说得很来劲。马勃在一旁低下头静静复习。钘子既不复习也不对我们说的话表示不屑。我笑着看周围的人，这时我的右肩膀很酸很疼，疼了几天了，可能是前几天拔河的缘故。

中午管理班后女生陆续回来，我问小云："都教什么了？"

小云说："我都睡着了。"

　　下午第二节课是生物课，先是肩膀更疼了，接着渐渐蔓延得右半边身子疼，我就在自己的课桌上"倒腾"，坐在我前边的小超笑着说："不管怎么着你都要挺住。"接着我就开始呼吸不顺了，不断深重地喘气，且越来越急促，如呼啸的火车，这回可把我旁边正上课的同学吓着了，直问我怎么回事。我强装笑容说没事。我痛苦地将手边的生物书揉成面团，原本想下完这节课再到楼下电话亭跟妈妈打电话，可不久我发现看来这个样子下去是坚持不到这节课结束。怎么办呢？大家都在心无杂念地认真听老师讲课，只有我心中如翻江倒海般。记得过去我曾有过上课憋不住要拉屎的经历，那个时候，举手又不好意思，不举手后果不堪设想，心里就奇怪为什么其他同学不想拉屎，自己的表情与其他人的表情形成鲜明的对比。如今，我上课又遇到困难了，可这困难比想拉屎还糟糕，我喘不过气了。老师正在让同学们传看一个标本，传到我这儿我随手就递给前面同学了，哪儿有心思看呀！

　　怎么办呀？我哆哆嗦嗦将自己家的电话号码反复在书上写，盘算着是不是应该举手告诉老师……我想好了，下了课就让我妈来接我去医院，但似乎坚持不到了。

　　最终跟老师说明情况的还是我身边的女生而不是我。似乎我天生就爱忍受与不麻烦别人。

　　随着全班同学奇怪注视我的目光，老师让一个男生，就是席西也送给他礼物的小池陪我出去打电话。我走出后门，就再也走不了了，一屁股坐在地上，靠着墙吃力地告诉他电话号码，让他去打电话。他大喊："好的好的！"飞跑下楼，消失于视线之外。这时，从办公室里走出了一个我不认识的男老师，他看见我靠在墙上呻吟，非常害怕，说："我马上去叫人。"我坐在楼道里，那时在想什么呢？大家都在上课，楼道悠长而安静，偶尔能传来某个班里的笑声或鼓掌声，那种感觉真是奇妙。

那时的我没有丝毫害怕，空气有规律地回荡着我的急喘气声。但不久这安静就被打破了，许多老师都围了过来，而且下课了，众多学生围了过来，把楼道挤得水泄不通。

老师们匆忙将我对面的这个办公室开开，准备让我进去，但我已经不能走，老师也不敢让我走。这时美术左老师跑过来，要抱我进去，我挣扎说："不，不——"但左老师不由分说，一把将我抱去，那时我少说也是60多公斤的人，他那瘦弱的臂膀竟然将我抱起，真让人感动。我不让他抱的原因是裤子没完全提上，如果被抱起来自己的裤衩有可能被众学生看见——列位看官，瞧见没有，性命攸关，我仍在顾及着自己的脸面（哦，不对，是屁股）。最后我与左老师的妥协结果就是，他将我往办公室抱，我一只手提着裤子。

这段经历现在想起来异常传奇，我确实没害怕，还真有点乐在其中的感觉。可当时的我还没想到传奇，只是喘气。后来有人问我，发病时晕过去没有？没有。要是那样的话该多么丢脸，我当时的表现属于情况虽严重，行动却从容。现在想起来，有两件事让我骄傲，一件我是走着出班门的，一件我是躺着出校门的。第一次上担架，感觉特爽。

别人或许是从体检等手段中检查出自己得了什么病，他们因此会有复杂的心理过程，或痛苦，或悲伤，或向天质问，或对地哀怨，而我还没有反应过来呢，就已被卷进无法回头的道路上。

妈妈不久被电话叫来，于是我躺在担架上被抬下楼，又进了门口的救护车，呼啸而去，妈妈在我身边陪着。我这时感觉渐渐好了一些，心里还忐忑要是虚惊一场惊动这么多人可怎么办，好的真不是时候。救护车开进离这儿最近的海淀医院。

进了医院，大厅里有专门围出的一些床，我躺在上面，马上有人来给我打上点滴，去照片子，照完片子家长进去看。我的班主任过来问我："你有没有吃过什么钉子一类的东西呀？"我认真地想了半天想不出来。

那天晚上我就是在这张床上度过的，因为胸部难受，躺不下，只能让人把床摇成90度的，坐着睡，这样坐着睡了一夜。第二天，叫来救护车将我送到肿瘤医院。当时我走路很健康，便嘱咐自己还是要有点病样，不然救护车上的人该怀疑拉一个没病的人干吗。

我躺在肿瘤医院楼道的长椅上，望着往来的人，望着昏暗的病房，我对于医院是陌生的。我好奇地望着医院，医院也好奇地望着我。

我就要住在这里？

将片子给大夫看,大夫冷冷地说:"小孩出去。"于是我出去。出去的那一刹那,我奇怪地想:"莫非老天要考验我了?我就像一个月前企求的那样要经历传奇了?我得什么病了大夫让我出去?"我就在楼道长椅坐着,坐着……

　　妈妈回了一趟家,带来许多东西,其中就有刘宝瑞的相声。那一整天我就这样躺在长椅上等待入住。

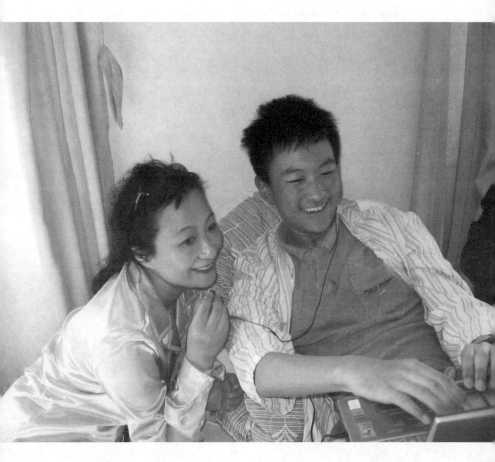

闲言少叙，总之，最后，我们选定入住中日友好医院。在楼道外等待进病房加床的时候，小云匆忙的电话打了过来，震得我妈妈的手机"铃铃"作响。我妈妈已经见识了小云"东风无力百花残"式的柔弱声音，还学得特别惟妙惟肖。可这一次她的声音极其急切与真诚，我妈妈对此念念不忘。

妈妈很快把手机给了我，当时具体说了什么我已经记不清了，因为时间紧张，我也只是报告了一下病情（其实现在看来，我对自己的病情还太不了解）。

那天晚上钉子就急忙忙和他妈妈来看我，不愧是我最好的朋友。而我的"人，岁月，生活"，也由此改变。

第二天是一上午的全身检查，我空闲之时捧起本《边城》看。一次在班里，我看到好朋友璐璐在看《边城》，她问我看过吗？我为没看过而感到遗憾。于是，住院的第二天，在一上午繁忙的体检间隙，我看完了昨天特意让妈妈带来的《边城》，对于作者沈从文和《边城》还发表了一番观感，妈妈细心地记了下来。那天早上刚醒来时，我依旧跟妈妈说了好多自己灵光一闪的想法，和往常一样的倾吐，全然不顾前途的艰险。**我跟她说，上帝派一些人来世上就是来做天使的，比如莫扎特，他们就是来世上增添光彩的。妈妈此时的心境哪里与我相同，她说："你就是天使。"**

我在例行手术前的检查，我妈妈和医生们探讨先手术还是先化疗。只要在病房，我用手提电脑听相声，看我最喜欢的百看不厌的《我爱我家》，狂笑，但这样会震动胸腔，使得那里很疼。我在楼道闲逛时，走到一个门前，对着玻璃拿照相机自拍了一个右手做 V 字的照片，这让妈妈觉得很有寓意，而我当时还不知道自己得了多难的病，怎么想到做这个手势呢？

之后我经历了一次穿刺，也就是胸穿。当时我曾来过一次

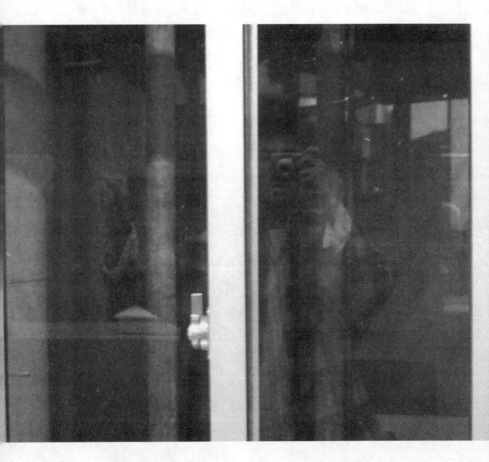

"现场直播"，就是当离穿刺还有一个小时的时候，我写下我的想法，还有半个小时又记下当时的感受，最终成了一篇很详细的文章。比如我记："想到下午就要'穿一根刺'，没有紧张，只有临上战场的刺激……上午妈妈早早就戴着墨镜风风火火地来了，裙子异常漂亮，好像桂林的山水。我和她一起看《我爱我家》，都笑个不停。"写到穿刺过程时，我写："**我始终坚持着自己的信念：微笑着面对所有人。只可惜这微笑也代价太大，在考验耐力的无限痛苦中更增添了些许闪光的平易。**"

胸穿之后，我开始咳嗽不断，每晚要吃有毒麻性质的强力镇咳药来控制。而那药吃多了会有依赖性，非常麻烦。

钊子经常会来看我，我笑着带他看《我爱我家》，边看边咳嗽。他后来跟人说，每听我咳嗽一声，心里都会疼。

4月2日，我们从六个人一间的加床搬到了一个单人房间，准备于次日接受化疗。这是让我觉得最奇怪的，难道是"放"出来了就开始撒欢？比如我开始每天记日记，心意飞扬而又飞扬，与在学校时很不一样：

那个星期六，3月27日中午，班主任率领着马勃、钊子、小连班长、小云、小超、慧慧和燕燕几个人来，算是第一次比较重要的外交活动。我穿上爸爸的裤子，和大家一起去外面馆子吃饭，翻看在医院门口照的相片。所有人里只有我和小云的表情比较怪异，不知道当时怎么了。

吃饭细节自不必说，反正我是最不会点菜的，又因为已经在医院吃过了，只有慢慢喝茶的胃口，见满桌子的水煮鱼等等好吃菜，毫无兴趣。座上欢声笑语，还是平常的高兴样子，**可我怎么能猜到紧坐在我右边的小云的心思？人心可真是个奇怪的东西，无论与对方挨得多近，也听不到她半点心声。**

分别时我和每个女生握了手，开始了我对女生"亲密接触的妄想"。

在之后小云交给老师的题为"关心他人，关爱生命"的命题作文里，她是这样写的：

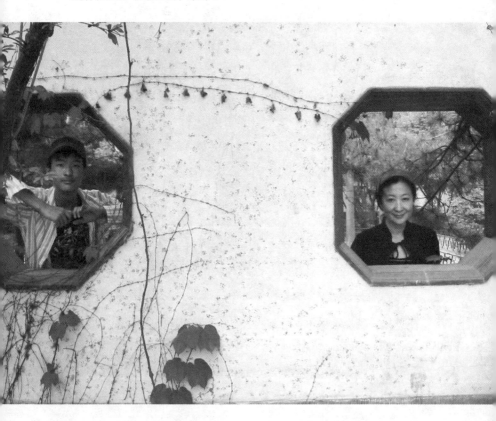

"我真不知道从何说起，一切就像梦一样，令人难以置信。上午还活蹦乱跳的子尤，下午就躺到了医院的病房里，经检查是胸腔里长了个肿瘤。这消息来得太突然了，所有的人都无法接受。我第二天下午回到宿舍就给他打了电话，和他聊了几句，但感觉他好像什么事都没有一样，非常乐观。他向来都是这样，我也就稍稍安心了。只要他自己的情绪稳定，那后面的治疗就会比较顺利。周末和他的几位朋友随班主任到中日友好医院探望，他穿着病号服，我竟发现他长高了，大概是瘦了的缘故吧！他真的瘦了许多，虽然精神很好，但还是很虚弱，胳膊和小班长一般瘦，让人不忍心看下去。我们和他谈天说笑的时候他依旧手舞足蹈的，可当我们要离开和他握手的时候，我发现他的手已经皮包骨头，心里一阵酸楚。望着他和他妈妈离去的背影，我默默对他说：你一定要坚强，大家等着你回来。"

这作文是 4 月 2 日，搬到国际医疗部，准备开始化疗时，班主任给我的，小云还有点不情愿，之后班里同学每次来看我，基本上都少不了她。

小云在那篇作文里还说：

"在女生里，我是子尤最好的朋友，平时我们几个总是坐在一起调侃，或者聊天讲笑话。他现在病了，我们当然关心他，虽然我们没有血缘关系，但友情胜似亲情，相信他是坚强的，一定会挺过来回到我们中间。"

这话说得很有意思，她不说，在男生里，我是她最好的朋友，而敢大胆断定，她是我女生里最好的朋友。何出此言？当然，当时我确实是这个情况，但我们的关系还不太像朋友关系，谁要是和她当朋友，就太可怜了，非得急死。她只能算是我当时最着迷的女生。

妈妈那边正在从"昏庸"医生手里把我往外救，十万火急，难以尽述；我的病房却是"别样幽芬满园春"。3月28日下午，小学朋友都来看我，其乐融融。每个人轮流玩医院楼道的轮椅。我还给陈茜喂蛋糕吃。

她是一个高个子的爽快女生，我最喜欢这性格。自上中学，小学同学天各一方，我还和她一块练跆拳道，自然，她是到国外打比赛的资格，而我是累得满地爬，练了几次就没力气去了。她真是很热爱跆拳道，算是紧张学习以外的放松吧，不去都不行。

我每天听相声，看情景喜剧，写作，记录自己的生活，不干事时还在楼道里"游荡"，实验摄影……

我热烈期盼可以快点回学校，补落下的课，心想如果五一节后回学校，可能不会拉下太多。所以，我很想快做手术。后来认识其他同龄病友，发现想法差不多，都是放不下呀。当然我比较会转移注意力，想点别的事，就把这事忘了。直到几次化疗之后，我的心也渐渐静下来。

我心情激动地迎接化疗，因为过去光听说过，没见识过，化起来什么感觉呀？尤其是，会不会掉头发？

化疗自然是难受的，恶心的，昏天黑地的。简单地说，化疗就是打点滴。4月2日下午和晚上，我的小学、中学同学都分别来看我，让我很来劲，其中就有刚才提到的女生。第二天，化疗开始，护士边扎我的手我边和她说笑话。过了一会儿，还有一个更大的笑话。

准备化疗的一个工作，就是需要一个盛尿的杯子，因为要记尿量。我们对一次尿多少毫无概念，我爸就将一个矿泉水瓶子的底给剪了，做成一个尿杯子。这天不巧，有一位阿姨来看我，这时我刚被加了"速尿"（顾名思义，一种催促排尿的药），顿时就想尿了，但她在我不能尿呀，所以我就一直憋着，我渐渐就憋不住了，大汗也淋漓出来了。她终于被我妈送走了，我就跟我爸说："我要尿了。"我爸笑说："好！"因为他的作品就要得到检验了。我还不适应在床上尿，于是我一手打着点滴，另一手撑着下床，然后脱裤子尿，一开始尿得很急，矿泉水瓶子逐渐要满了，可我还没有停的势头，我爸绷不住了，大喊："别尿了！"终于小小的瓶子溢出来了，搞得我爸措手不及，还在大喊："别尿了！"可我那时哪儿还停得住，此情此景逗得我狂笑不止，尿到我爸的手上身上，我爸躲开，我干脆就边笑边大义凛然地往地上尿，我爸情急之中拿过我妈的喝水杯子，顿时喝水杯子也满了，我的尿才结束。

等我妈送完阿姨回来，只见屋内一片狼藉，我大笑，我爸递给她喝水杯子……"速尿"的威力由此可见一斑。

化疗第一天下午，我就觉得恶心了，不舒服，不想动。这时朋友席西前来，他兴奋地说："我给你带来了英国经典乐队披头士的音乐CD，你听听，特好听！"妈妈的朋友送来了一个很轻便的DVD机，我们将它连着电视，也可以放音乐。第一首曲子放出，是披头士怒吼着的 *Love Me Do*，我听了，觉得更恶心了。一曲放完，席西问："怎么样？"我勉强说："可以。""可

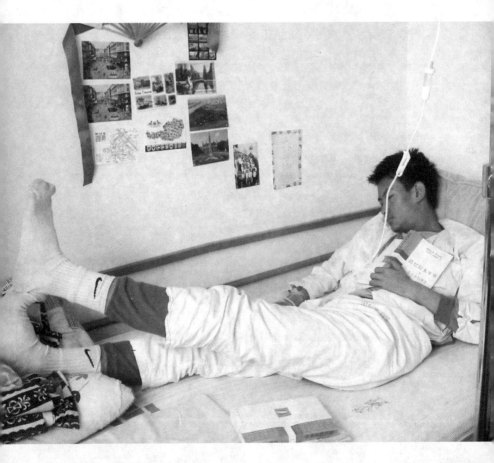

以哈？那就再来一首吧！"

第一天的药一直滴到第二天护士来送次日的药了还没滴完。当第一天的药终于滴完后，我们到中日友好医院的后花园走了走，换换空气，不然直接再接力般地来第二天的太难受！当时我还有力气走呢！

事情是一件接一件。第二天我呕吐不断，直至发现呕吐物里开始有血，于是大家很紧张。大夫送来了一个小袋子，袋子连着一个管子，里面是止血药，让我用吸管来喝。我喝了一口，那药真不是人喝的！后来家人把它又倒到碗里让我喝，哎呀！那味道大概是搅拌了鸡蛋壳的臭鸡蛋味儿。勉强喝下去后，下午我还被推着，手上打着点滴，去照片子，为了查哪儿出的血。

这才第二天，反应就如此强烈。哎呀，我现在写着都有恶心感觉了。到了第三天，我走着去厕所吐，吐完坐在马桶上汗淋淋地喘气，跟妈妈笑说："我真是呕心沥血呀！"

但这话被妈妈想成了痛苦的慨叹，到了媒体耳中又成了煽情的话语，所以什么话到不同人的心境中又会有不同的含义。其实我是笑着说的。

我喜欢上了爱尔兰诗人叶芝的诗，特别是那首 When You Are Old，每天背一遍。"当你年老白了头，睡意稠，炉旁打盹请记下诗一首……"

就这样没日没夜地打点滴，手有时会肿得跟馒头似的，朋友出了个主意说土豆片可以消肿，于是就把土豆片贴在我的手背上，我赶紧兴奋地让照下来。治病中我们几乎每天照相，到

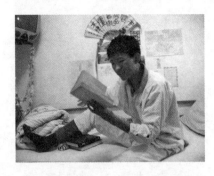
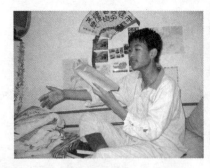
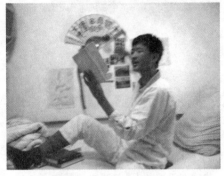
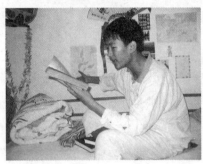
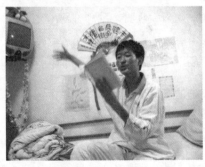
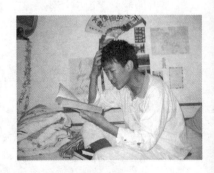
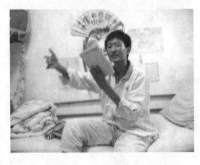
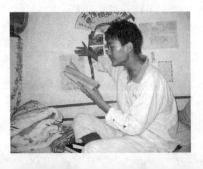

现在估计得几千张，因为我特爱记录事情，比如大笑呢，赶紧照一张，吐完了，照一张，刚才那个呕心沥血，就有生动记录。我一高兴拿着李白的诗激情朗诵，妈妈赶紧照下好多张。我掉头发时，也会照下其过程。我也热爱实验摄影，以某种特殊的角度拍摄，自拍。我们每天穿漂亮衣服，化疗房间一天一个样，越来越漂亮，中日的后花园，医院旁的元大都公园，也不时会留下我们的摄影身影，散步身影。墙上贴满明信片，同学送的画，照片，护士来了都流连忘返，来的人都要惊呼："真像一个家呀！"是的，我们就是把它当家过的。还有一个阿姨说，感觉像是妈妈带着儿子愉快的度假之旅。

窗台成了书架。每天读书，读普鲁斯特的《追忆似水年华》，金庸小说，看电影也特别多。不久，4月10日，我的14岁生日来了，情境是如此特殊，我身处忧患，那是病魔跟我跟得最紧的时期，之前，没有人知道我能不能熬到14岁生日。家人还是依惯例，为我编印了一本《子尤13岁作品集》。这是我们家的传统，从《子尤8岁作品集》开始的，每年生日一本。

化疗药终于把我打趴下了，躺着完全动不了，什么都不能吃，非常难受。本来，为了在化疗中坚持我的站着尿尿的理念，每次都要把自己搞得满身是汗，疲惫不堪，有一次看见电视里有个人唱歌，唱得满头是汗，我笑说："他怎么跟我尿尿一个样呀？"此时，当我被化疗药物整得已经跟死人差不多时，我也就接受了躺着尿尿。

家人想尽办法让我能吃进去些东西，他们将西瓜榨成汁给我喝，这让我留下后遗症，之后不能闻西瓜的味儿，西瓜水更不爱喝。扎点滴更是让人头疼，扎了一阵，手的血管就都被扎瘪了，有一天扎了两三次都以失败告终，最后护士长亲自上阵，凝神开扎，但最终还是失败了。她说，自己从来就不扎第二针的，

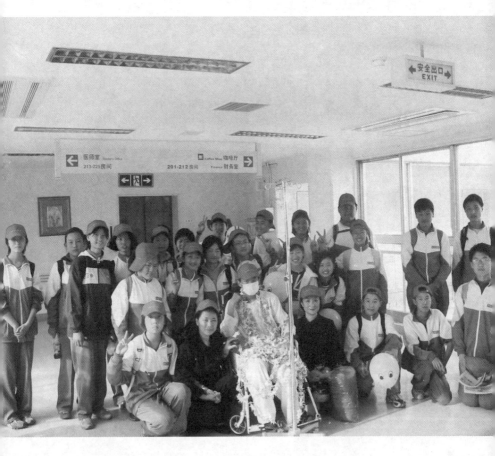

但就在刚才的一刻，她心软了一下，结果失败了。

在这样艰难的行程中，更是需要某种精神支持，比如看电影，看书，打电话，有点精神就写些东西。我写作完全是爱好，而且全是兴之所至。可以在这种时候干爱好的事情，是很重要的。从早到晚，手不敢动。对扎针我这次可真是体会太深了，有时没扎准血管还要重扎几次。到最后，手的血管被化疗药物都搞坏了。

事情是一件接着一件的，日子是一天接着一天，故事是一个接着一个的。我尽量把病房内的化疗生活布置好。难受时主要是靠看电视什么的支撑一下，还有……

从开始化疗起，小云就不停地给我打电话，我也逐渐沉迷其中不能自拔。临近我 4 月 10 日的生日，班里同学拍了一段录像，每人在摄像机前说几句话。人人说的都无非是早日回来，等你一类的话，唯小云站起，沉思良久，轻轻吐出句："今天晚上我给你打电话，咱们电话里再聊。"惹得全班轰笑不止。

大半个班的同学都在我生日前一天来了，平时安静的国际部顿时人声鼎沸，每个人都戴了顶朋友专门为我制作的绣着我名字的小红帽，上面写着"IN ZIYOU WE TRUST"。爸爸将这场面拍摄下来，还很"心领神会"地多拍了一会儿小云的左顾右盼。热闹过后，我跟妈妈和大姨说小云走时的眼神很不一般，她们说："我们都看不出不一般，就你能看出来。"

有很多人来电祝贺，包括陈茜和她的同学潇逸，潇逸在电话里为我弹琴唱《猫》。她们俩的唱歌技术是一流的。这样的生日过得真优美！此时我的体重却在一天掉一斤。从刚进医院的120斤已经掉到110斤了。

　　生日后的第四天，4月14日，我发烧，非常难受。妈妈问医生之后，回来告诉我有几种选择，有打屁股针，妈妈说："我

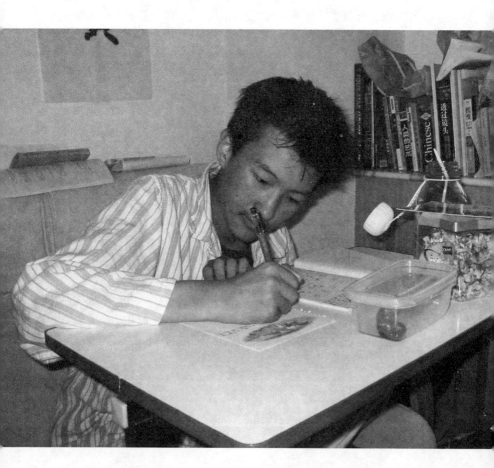

看你接受不了，就选了另一种。"我长吁口气，因为我一身笑肉，为此在生病后深受打屁股针之苦，每次一打，笑得满床打滚，搞得护士碰都不敢碰。妈妈说："另一种选择是，塞屁股的退烧药。"啊！我拿着一小块被切好的退烧药，愁眉苦脸地照了张相。听护士说这药见效快，还不能塞多，有一个护士给自己孩子塞，塞多了一点点，结果没多会儿那孩子浑身就冰凉了。果然，塞完没多久，头就不晕了，一会儿体温就下了不少。这样的有趣故事很多。

　　小云在学校住校，经常在下了晚自习与我"声音会面"，那时候大概是9点多。4月18日，我受到储安平从西湖给友人寄一包花的影响，和妈妈跑到医院美丽的后花园采摘树上的花瓣，装了一巧克力罐，还附了一封信。我已经很久没有写字，突然一写，好看了不少。信上说："最近，我果真能呼吸到春天的气息与心跳了。每每窗外片红飞减、娇红四吹，我真的喜欢满园的落花，尤其是窗外开的一色雪白的不知名的花，它们原本艳红，不久也要随风而逝。我是真为其美景而醉。存心要送给班里的女生。却觉得能懂得我情之人唯有你们两个。今折花以寄情，遣词以留意。愿你们能和我同样看到我病房窗外的景色。这样，我仿佛看到你们花样的笑。"

　　当天晚上，收信人小云和璐璐给我来了电话。她们都是住校生，来电话时马上就要熄灯，而她们刷牙、洗脸等事情还没干，于是两人轮流打电话，一个先与我说着，另一个就跑去刷牙洗脸，然后又赶忙浑身是水地过来接替前一个人和我说话，如此接力般，直到熄灯让她们伸手不见五指为止。

电话里，我告诉璐璐自己开始掉头发了，她说先别剃，等着她们来看我，我答，等着你，等着你来揪，直笑得她满地找牙。

4月23日应该是个星期五，吃晚饭的时候小云就来电话，我告诉她自己先吃饭，吃完饭再聊，过了一会儿她果然又来电

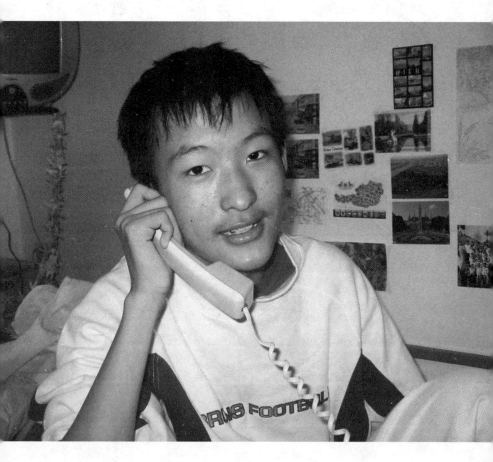

话，我或躺在床上，或坐起来，或站着，反正一个动作代表一种心情。我让她闭上眼睛（也不知道她闭没闭），给她背《当你老了》，不知怎么的，我读了它一遍就背下来了，算是我唯一一首能背下来的诗，或许是喜欢它的翻译吧！

多少人爱你年轻漂亮的时候，

真假爱只被你的美貌引诱。

只一人爱你年轻圣洁的心灵，

也爱你年老时脸上痛苦的纹沟。

如今再次轻易默写此诗，诗似当时，人似当时否？往事水迢迢，流去不复返。

4月21日我刚刚写完《童话房间》*这首诗，班主任在班里给大家念过。于是电话里我就问小云："你知道诗里哪句是我送给你的？"

小云微笑着说出了那句，她竟然还丝毫不差地记着。"电话是倾吐声音的爱恋。"

----

* 《童话房间》："当迷茫的白色开始破碎，/巨大的幕布上滚动起辉煌的蓝天。/我愿化作那蓬勃的一角，/黎明与黑夜变得更加直接。//乌云是弱者身上的枷锁，/是令人发颤的闪电。/抬起头，再看一看呀！挑衅的怒吼已成了发黄的照片。//徒有那小丑般的舞蹈，/我有我翱翔宇宙的连绵。/世界存在于我的眼中，/一间通往万里的房间。//书是浩瀚的山河，/床是流连百态的云烟，/笔是一声霹雳的锋芒，/电话是倾吐声音的爱恋。//细雨羞涩着在窗口翻卷，/娇叶颤巍着与春风告别。/我留下我轻狂的头发，/在漫长的微笑里和彩鹤同眠。"

我劝她有时间的话读《红楼梦》，她说好呀，一天读一回成不成。我心想，这得读哪辈子去呀？我说："等你读完，咱们可以用里面的话语玩游戏。我就是那'多愁多病身'，你就是那'倾国倾城貌'。"

　　那天的电话我们打了3个多小时，下个星期就要期中考试，我问她周末复习吗？她说懒得复习了。我在床上尖叫："太棒了！我太喜欢你了！"差点跳起来。谈起兴趣爱好，她说她喜欢看英达的情景喜剧，哎呀！我找了10多年都没找着一个爱看情景喜剧的女生知己，原来在这儿呢！再谈深入一些，她又说她喜欢相声，我已经激动得快背过气了。我8岁以前，所有认识我的人如今谈起来，津津乐道的，都是我追着人说相声。好！她说她喜欢奇志、大兵的相声，不错，如今相声界也就他们俩不让观众难受了。

　　我听到她不同凡响的事情，就大喊："我太喜欢你了！"如此喊了几十声，我趁机问："说了半天喜欢你，你喜欢我吗？"她笑着说，当然了。从大姨那儿，我学会 big hug 这个词，就问她期中考完试能不能他们来看我时对她说："I want a big hug." 她说："到时候我就说我听不懂。"可还是笑着同意。于是我就倒下，再也爬不起来了。

　　如此长时间的电话，把太阳都聊下山了。我和她相约挂下电话互相写首诗，她说她从来没写过，可还是答应了。挂下电话，我手起笔落：

绘小云

不要问我你的眼神是苦是甜

微笑是你的呼唤

是你紧闭的眼帘

我抱抱你好吗

像置身苹果的清香

让我把你的陶醉

缝在夕阳的云天

任红流滚过我的心头

落下的头发

弹奏在波动的心间

口齿间倾吐着

似言非言

追逐春天的劲风

将浪漫的音符撒遍

桃色绘满了你的面庞

你眨眨眼

调皮地写出

艳若桃花，翩翩红颜

我说"落下的头发"是因为那会儿我已经开始掉头发了。

第二天醒过来，怕打扰小云家人，我就等着她来电话。吃完早饭，属于她的铃声像闹钟一样准时响起。给她念完了我的诗，小云却磨蹭起来，先是央求只念四句好不好，又嘱咐说自己从来没写过，最后才缓缓吟出：

> 我只能在这里
> 想象满城飞花的情景
> 狭小的空间
> 却容得下漫无边际的思绪
> 如果阳光可以洒向枕边
> 但愿能留下我恬静的侧影
> 虽然无法在旷野上奔跑
> 但我可以拥抱蓝天

这首诗最大的意义就是说明，每个孩子都是天赐的诗人。经常大人看见我的诗说："哎呀！真棒！我都写不出来！"废话，你肯定写不出来。

听多了小云在电话里的声音，每天都会享受几个小时她嘴里吐出的字句为我做的沐浴。她从来说话都像是嘴里含着东西，常常我们说有的人说话带哭腔，她却是说话带笑腔，如柔弱的嫩草。我总说她像"东风无力百花残"，可如今念诗的时候大不一样。虽然仍是声声伶俐小巧，却严肃了许多，是在朗诵而不是读的感觉。

那是缓缓地、有板有眼的朗诵声音，世界这个时候都安静了。我可以感受她沉静的心声。读完后，像春风般吹过，"八句？"我问她。

她轻轻数："一、二、三、四……八，是八句。"

这样默默无言一会儿，我让她快复习去吧，她说要等着我开始打点滴，听见我扎针时的喊才行。就这样僵持了好久，护士还不来，她才同意挂。到这时还有一个节目，我有喜欢让对方先挂电话的习惯，可恰好小云也有这个我称之为"优秀品质"的习惯。两人为此又要推让上好一会儿，直到逼得小云都要喊了她也不先挂。最后还是我让步，说了一大通每次必说的"我喜欢你，我挂了啊，快来电话"的话，然后匆匆放下听筒。

我和妈妈将化疗病房的墙布置得跟卢浮宫一样，贴满各种装饰品，我将小云的照片也贴在睡觉时一转头就能看见的地方。4月27日，晚上，头发实在掉得止不住，妈妈毅然决定亲自给我剃秃。脑袋第一次这么光，凉飕飕的，戴上头巾以后很舒服。我给小云打电话，告诉她这个消息。她马上急了，质问我为什么不多等一天，她还想看我有头发的样子。

4月28日，上午，我突发奇想，准备开始写歌词。写多了自由诗，写起歌词跟玩儿似的。受李敖的影响，也是几个字就一句的。

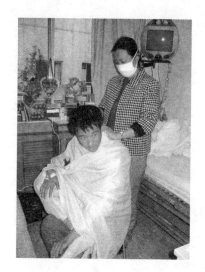

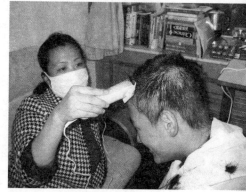

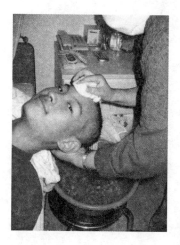

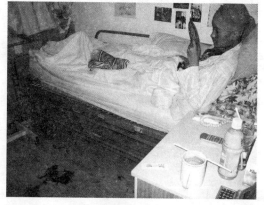

秋雨沙沙落，

落在我心上。

昨夜你在做什么？

月色影迷茫。

迷茫处迷离，

迷离独神伤。

你笑着摆手去远方，

梦我在枕旁。

电话不再响，

倾吐含唇上。

你笑着摆手去远方，

远方的远方。

梦中见到你，

侧影明又亮。

昨夜你在做什么？

让我好烦忙。

    写完之后，还修改过几遍，让不必要的伤感淡化，成了今天这个样子。总觉得"你笑着摆手去远方"这句像是在哪儿听过，却怎么也想不起来。

就在那天，正好是期中考完试，璐璐、小云、燕燕上午来看我，还有两个追随来的男生，阿峰是璐璐去哪儿他去哪儿。而马勃呢，初二上半学期小云刚转来时我们三个人在一起聊天逗趣的记忆还都没抹去。过了半年多了，现在马勃还是和她坐在一起，真奇怪了。我和钎子打电话每次必问的就是："马勃还跟她连体婴儿呢？"可能是班主任觉得他们两个在一起很老实，

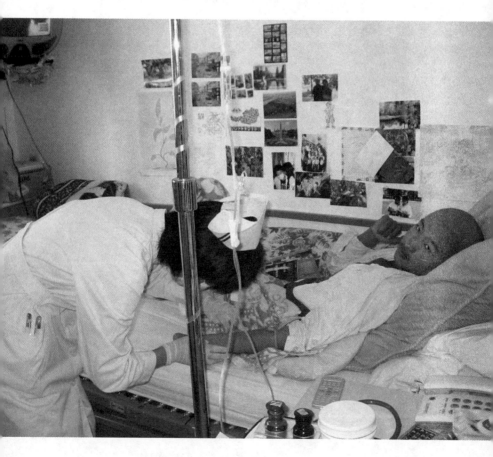

不像别人那样闹吧！他们两个坐在一起确实很安静，可安静以外的事情大家都心知肚明。马勃喜欢小云，每个人都在拿这个开他的玩笑，可他们都猜不透小云的心思。

六个人在一起，谈笑风生，璐璐送了我一个日记本，希望我能好好利用。我是这样做的，直到现在我的种种文笔心声都留在了上面。璐璐刚才在进医院的时候不知道看见什么吓人的东西，晕得瘫过去一阵，真是为她的身体担心。

谈笑间一晃眼就到了中午，他们该回学校，妈妈问我想让谁留下来，我自然点小云。该履行事先说过的事情了，我和其他该走的人都搂着照了相。

她笑着在沙发上坐着，情景有点像我发病前一星期时写她的文章，文风有胡兰成的感觉，描写的是小云看我写她的文章：

"得了稿子，她便开始看起来，那腰身侧着看文章的样子格外动人，很正经，但最正经有时是最调皮的。我虽然故意正襟危坐，好像对小云不感兴趣，心里却恨不得瞪着眼睛将小云的表情看个够。

小云与人交往是很少表态的，但能细心看我的文章是对我最大的肯定。第一节课数学课，我只感到小云在那里看文章，悄无声息，可震撼力远胜过霹雳惊雷。魏老师的讲课对我来说宛若流水，自己静静听着，还不时偷偷向后望一下，发现小云看完一遍后又重新开始看。此情此景让我想起《红楼梦》中，林黛玉在宝玉的招惹下，开始读《西厢记》，我认为《红楼梦》

里面那段描写得最动情了。"

　　妈妈买来锅贴让我们吃，我们边吃边看中央 8 台放《我爱我家》。之后就是漫长的相顾无言，妈妈看我们没话说还出去转了半天以提供机会，可回来一看我们还是无言照旧。她坐在沙发上，我坐在床上。唯一的一点话就是我不断问："你什么时候走呀？"因为真想让这寂静永远下去。

　　我给她看我上午写的歌词，她乖乖地坐在沙发上，一副沉静的样子，有可笑的事情她就笑，问她话她就答，给她文章她就看。时间过得很快，不允许小云再呆，我期盼已久的时刻来临了，该搂着她照相了。爸爸将这一过程拍了下来，其中生动地记录了我如何故作镇定，脸不变色心还跳，紧张地和小云搂在一起，可一照完就马上触电般将手拿开。相比之下，小云比我自然多了，每次照完我都不满意，借此要求多照，多照就可多搂了。

　　小云走时，我觉得自己又得到了一个意味深长的眼神，大概这眼神又是只有我才能看到。

　　所有这次来看我的人都莫名其妙地生病了，小云给我发了一个短信，说自己看来明天不能上学了。我急忙给她家打电话，后来才知道我把她的电话号码记反了，因此不通。4 月 30 日，他们来的两天以后，慧慧、钊子和班主任、左老师来看我，小云又给我发了个短信：本来想来，但车太挤了，上不去。她真是为我耗费太多精力了。

5月2日，我还在中日友好医院做化疗。钗子那天下午乘濛濛雨色来看我，两个人一起在花园亭台散步聊天。钗子劝我不要老跟女生"混"在一起，还又提到了我寒假时写小云的文章，说实在不像话，并对班里的女生横加指点一番，一个个批得体无完肤。我不置可否，仍然"一意孤行。"钗子后来在他的文章里曾写：

"很多同学直到现在都说子尤是个'花心百倍'的男生；当然，直到现在我也丝毫不这样认为。但是，不能否认的是，他是个很喜欢和女生交往的人。而且交际面之广，可谓是'大小通吃'。稍漂亮点的女生他会显出兴奋，姿色稍差的他也会十分认真。生活中，假若他和某位女生聊得投机，就算你在他边上'吹拉弹唱'，他也毫不理会，他这个毛病就连我也不例外，总是让人啼笑皆非，哭笑不得。一般人对他这种'嗜好'总往那些狭隘的方面想，而我觉得这是他对女生的一种尊重和珍惜。这一点实属难得，而且在以后的日子里我也深受影响。"

五一以后小云有几天没来电话我还有点不适应，提笔写了篇文章：

"小云，我们是一对可以相互欣赏的朋友。我真诚地希望你能够喜欢我为你创作的作品，我之前从没为任何一个朋友激发出如此多的灵感。你是一个与众不同的极其优秀的姑娘，长大后一定会举措不凡的，这一点现在就已经显露出来。能够与你成为朋友，我非常荣幸，并从中品味出许多欢乐。我是个非常感情敏感的人，而且非常地不自信。面对突如其来的快乐，我会怯懦，左顾右盼和多虑多疑。我得到欢乐的时候，需要得到旁人的肯定，确信自己很幸福。而你的每个一举一动，都会牵动我的心弦。在学校，我真诚地对待你，以期望换取你真诚地对我。我的信念纯洁，将你看作我女生中的好朋友。医院是

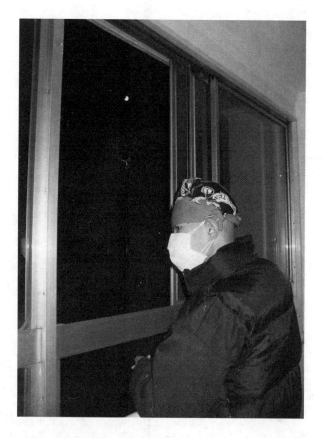

一个转折点，使得我更加地信任你，需要你，更时常想你。"

这文章很逼真地把我的心血淋淋切开给小云看，什么人看了都会觉得我是个品质优良的"好孩子"。我这是在努力寻找我们关系间的合法化，并让自己相信我们只是好朋友。

5月4日下午，老等不来她的电话，我就亲自给她打了个电话，小云接电话微觉诧异，问："你怎么来电话？"

"你老不给我来我只好亲自给你打了。"

小云笑笑。因为她的贪睡，我打趣说："上午不能给你打电话，因为你没起床，下午不能给你打电话，你还得睡午觉，晚上不能给你打电话，你又早早上床了。"接着我们商量好明天让她来看我。剩下的故事我曾有过动情的描写：

"小云来的那天凌晨，我和妈妈跑到医院外头看月全食，眼见着胖黄的圆月逐渐消隐于黑色的夜空，心里说不出的兴趣与惊奇。就这样在夜风中呆了一个小时，实在诗意得很。等夜空中已不留下一丝月影的痕迹，我们才回了医院房间。不过这使得我第二天还在睡梦中的时候就听到了小云在门外和我妈妈谈话的声音。这实在是糟糕得很。她素来都是上午根本不起床的人，今天却那么积极，早早就来了，让我很措手不及。但她的此举非常让我感动。之后我让她看了我给她写的那番心里话，在小云面前我是什么都敢展示的。吃完早饭，妈妈就带我和小云去元大都，在照了几张相后，妈妈就先回去了。留给我和小云一个多小时在园中漫步的机会。那天上午是我所经历过的最美好的上午。走累了之后，我们就找地方坐下。小云坐在长椅的这头，而我坐在那头。元大都遗址的风光是天然聊天的好地方，无处不荡漾着悠然。我们坐在椅子上聊着班里鸡毛蒜皮的小事整整半个小时，当然这是为我后来搂她做铺垫。我从来没想过要是我提出这个要求会有什么结果，但不知道从哪里来的勇气我就说了。后果我是从来没有想过的，或许她会先给我一个耳光，然后大喊'流氓'地跑开。但我是真的想搂她，从她的身上我看到了一种光明，所以我说话的时候也特别真诚。我笑着说自己查了一下，发现hug应该是正面搂抱。小云非常大方，她听了之后就开始浑身扭动，准备接受拥抱。我稍微想了一下，就站起来和她拥抱。

我已经不记得她是不是抱了我，我的头靠在她右肩上，手在她红白相间的衣服上拍了拍，那一瞬间我大脑一片空白，只是在机械地进行一个动作，大概仅仅过了不到2秒钟，就赶快和她分开了。这让我后来很后悔，怎么不自私地和她多抱一会儿。我真希望写一篇上万字的论文阐述我们之间的关系。那是种虽是友谊却又胜似友谊的莫名情感。在元大都的长椅上，我真心告诉她五一期间还真有点喜欢她，她闲拾着地上的绿草，略带羞涩地低声说，我们只是朋友。

我是个糟糕的导游，烈日当头，却带着她满公园跑，上山过桥，直到满头汗为止。坐在长椅上，我们东拉西扯。我戏称她肯定是被公安局通缉逃到北京的，因为原来的学校里男生都开始互相残杀了。班里有不少苦恋她而无果的男生，在身上刺下她的名字。我说他们就是把身上砍得一条条的都没希望。还说她戴墨镜是没有希望的，因为镜片遮不住眼睛。小云又笑了。

妈妈给我们规定了时间，之后买了肯德基回医院。但我们比规定时间晚了很久。妈妈后来形容来公园找我们，看见一个少年和一个少女肩并肩走着。叶舒花吐，这一天的天气格外好。"

写到这儿，我还恍惚以为我们俩是携手走着。弗洛伊德曾说："世上没有记错了这么一说，你记错了，就是心里希望这样，有了幻想。"

回了医院，我们吃肯德基，电影频道在放《上帝也疯狂》，小云笑着看了会儿，我拿照相机趁机拍了她几张相片。

小云走后，我才激动地去拿她来时放在桌上的一个小袋子，她在时不想让我看。袋子里装着一打稿纸，整整齐齐的，是一篇文章，题为《我眼中的子尤》。

对于这篇文章，我已经太熟悉了，所以都没力气说它，更何况今天（2005 年 1 月 31 日）我的血小板才有 3000，不能太激动。能看见小云这样认真地写我已经很感激了，文章这样开始的：

"一直想写关于子尤的文章，原因有两个，因为他写了关于我的不少东西，包括随笔、诗歌、歌词，让我有了写他的动力，还有就是他的不寻常在我的脑海里形成了许多关于他的特别的形象。"

接下来就是从初二以来的一个个对我的印象，想了解我的人一定要先读这篇"入门"文章，有些事情我都不记得。她还侧面地描写和评价了其他几个男生。文章结尾是这样的：

"现在的子尤住在病房里，他有他新的生活，对子尤来说这是一段生活的开始，他有足够的时间发展个性，也有充裕的时间适应一切。我写这篇文章写得十分'艰苦'，我不知道怎样'塑造'子尤最实际最恰当，多半是从子尤风趣的性格这个角度去写的，这是他外在的表现，是最浅显的一面，我也只能写到这个层次，不可能说得面面俱到。越接近尾声写得越吃力，不知以何种方式收尾。我希望这篇文章的整体效果是让读者看到较为全面的子尤，然而能力实在有限，毕竟洋洋洒洒两千字我还是第一次用这么多笔墨来描述一个人。我竭尽全力地搜罗我所知道的所有不寻常的文字，去形容不寻常的子尤。"

跟我交往还让小云文笔大有长进，这就是交朋友的好处。我很珍重它。5 月 11 日晚上，和钊子打电话的时候。他突然告诉我，受我的影响，他也开始欣赏小云了，觉得她确实不错。我不禁暗自好笑，钊子每次都说我堕落，劝我不要掉进情感漩涡。可他其实就是这样，貌似有主见，实则经常变。他还向我表达了他的困惑，就是小云到底是什么时候写作业的？她上课睡觉，晚自习的时候读书，回宿舍就发短信。

在中日友好医院，还有一个特殊经历要提，三头六臂的丹云阿姨带着她姐姐和她姐姐的女儿安宁，与蒙古族歌手布仁及其女诺尔曼来看我。我特地洗澡换衣服迎接，谁知高兴过头，鼻血狂流，只能老实地躺在床上。五位客人来了，我主动与他们一一握手。布仁的歌我和妈妈早早就从 CD 里听过，那深情无边的演唱让妈妈当时涕下而不能自制。**那天，父女两人的歌唱出了一个草原，绵绵延延，这哪里是我小小的病房能够包容的？**

诺尔曼上初一，是个极其纯洁的草原女孩儿，会自己写歌自己唱，是个"创作型歌手"，属于实力派。我请她为我的第一首歌词配曲，她配了，只可惜现在还无缘欣赏。她每次唱歌都要恭敬地站起来，一脸的正经。

安宁是四中高中的，来时一身很时尚的打扮，牛仔裤衬得她腿很长。大家对她的介绍，一是她出生在美国，所以英语很好；二是她热爱摄影。为了配合这个介绍，从始至终她一句中国话没说，都在拿照相机到处拍，病房里"噼啪"声不断，等到她们快走了，我对安宁说："你是不是照相照出惯性了？"

初次交谈，谈的竟是这句，这一个问，问出了我们两人其后的故事。而我们没想到，一年后，《吉祥三宝》成了众人喜爱的美好歌曲。

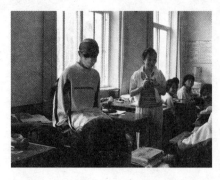

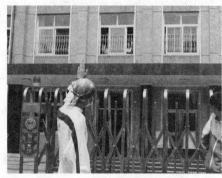

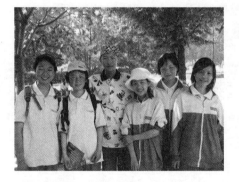

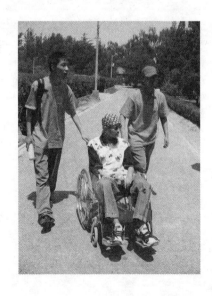

冷雨拥抱着回忆的我，空遗下春风依旧

之后小云不怎么来电话，我每天心里还在想着她，但读书写作看电视仍得继续。趁着身体还好，我很想回一次学校，就给班主任打了电话，结果这一打不要紧，牵动了学校许多根神经，招惹上不少麻烦，最后几经商量，终于决定在5月12日去学校短暂呆几分钟。

事后看录像都觉得我那天光临学校的打扮像去抢银行。我们之前只偷偷告诉了班主任，让她保密，结果据说从那天早上起她就对同学们乐呵不止，使大家不知所措，最终消息泄露。一进班，全班鼓掌欢呼，令我感动不已。我设计了一下见同学应该怎么说，之前和朋友打电话我已经知道班里学习最强的男生尼尼和学习最强的女生雪雪关系很好，于是进了班，我就跟雪雪说："雪雪，听说你期中考试考得很棒，我也不错，我的成绩已经好到记分册上都不用记了。"同学们笑了，我轻轻对尼尼挥挥手说："尼尼加油啊。"大家都没反应过来，接着，在两秒钟之后，全班爆发出激烈的笑声。有一两个人没搞明白怎么回事，在跟别人问，尼尼已然僵硬如烈士雕像般动不了了。

在和同学们见面的时候，我还当众把小云叫到台前，边叫边让大家闭眼。我将5月5日，我们搂着照的照片给了她。她微笑接受。我还让她翻到照片背面，只见背面写着，**"多愁多病身赠倾国倾城貌"**。

学校之旅结束，我又得迎接第三次化疗，连着难受了好几

天，然后再是几天休养，就该准备出院了。不过这卢浮宫般的墙壁要收拾干净还花了不少工夫。爸爸戏称得请搬家公司的人才能解决问题。

出院第二天是 6 月 1 日，年级在圆明园有个退队入团仪式。初二是我们最后一年能过六一儿童节，场面浩大，一眼望去，废墟旁来回奔跑的都是我的同学。我们班格外显眼，每个人都

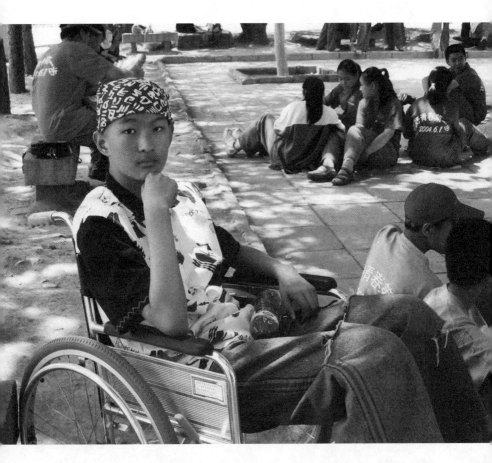

穿着特别制作的印有"迈好青春第一步"字样的短上衣,还分组,一组一色。我那天的打扮也不一般,红头巾,黑墨镜,花上衣,早上特别和妈妈剪出口子的牛仔裤。

我到的时候大家正互相给对方的衣服签名,我也给许多人签了,搞得最后自己身上还是空空荡荡。

我和几个朋友商量仪式后到我家来聚会,有钊子、席西、慧慧、秋燕,自然还有小云,马勃因为感冒,不敢请他。其他人纷纷同意,唯小云一直是含糊其辞。还在医院时,我和她商量这件事情,她就总推托说:"看班主任怎么说吧!"我想,这件事情跟班主任有什么关系?她的冷落,她的话语,让我奇怪又不痛快。

这件事情的结果是,我在家等了他们几个小时都没等来,过了好久,钊子、席西来了电话。仪式结束,他们俩出了圆明园就找不着其他三个女生,他们一路寻找,一直追到了北大附中女生宿舍,也没她们的影子。于是我就给小云打手机,而她已经在回家的地铁上了。

当天晚上,慧慧、秋燕来电话拼命地赔罪,对这件事情的解释是,出圆明园时,小云说她不来了,慧慧便也说她不来了,她一不来,秋燕就不来了。

对此,我没什么可指责的,因为我根本没搞清楚这是什么逻辑,似乎总有很多结是我没发现和解不开的。

那个星期的星期五,除了我上次邀请的五个人再加上马勃,六个人一起到我家。我给他们看我在中日医院的录像，他们笑；我给他们念我写的《我爱我班》的剧本，他们也笑；我们一起聊天，大家笑。反正每次人家来看我，都是我在那儿逗他们。言谈间，我在那儿偷眼看小云，但小云只是坐在那儿不断地和钳子打趣，让我心痛。

我给他们听从屁网站上下载的五种屁声音，一个比一个震撼，慧慧和秋燕当场倒地不起，笑得死去活来，钳子喊："这得出东西了。"马勃很腼腆地说："挺好听的。"只有小云屹立不倒，连笑都没怎么大笑，只是说："最好把它做成手机铃声。"

后来他们跟我说，原来小云和马勃在一起快乐聊天的情景已不复存在，她不再理马勃，但马勃却爱她心切。马勃想跟大家一块来，小云扬言，他要来，她就不来。好一个小云！

那次热闹的见面只能使我心情更加怅然，一切仿佛都变了模样。诗经一开始就说：

"窈窕淑女，寤寐求之。求之不得，寤寐思服。悠哉悠哉，辗转反侧。"

没在家呆几天，6月10日，我就急急进了301医院，那天当头的已不仅仅是烈日所能形容的。因为是解放军总医院，病人也被军人一样管理，极其严格，难钻空子。我一呆就不能接受，因为是加床，位子终归是人家的，人家做完手术，从重症监护室回来，我就得让地方。这样在各个病房里来回奔波。

那时已彻底没有了小云的消息，不再来电话，不再有她的身影，只有我独自躺在床上遐想。小灵通信号太差，当饰品还行，通起话来山鸣谷应，光有响动没说话声；不能用电脑写作；又严格规定不让进家属，所以我情绪低落。右胸的压迫每日加重，行动都已受到影响。无法蹲下，更别说弯腰。但我又是个不能没事情干的人，拿了妈妈买的回宫格，一遍遍临摹《诗经》，临摹完了就背。璐璐送的笔记本上当时有我这样的记录：

"最近背《诗经》，很有感觉，要背就要会用，我是为用而背。

要是给小云写信，我就这么写：

式微式微，胡不归？微君之故，胡为乎中露？式微式微，胡不归？微君之躬，胡为乎泥中？曷至哉？如之何勿思！苟无饥渴！一日不见，如三秋兮！我心伤悲，莫知我哀！

I don't know what I did wrong？But she couldn't say！"

这个笔记本太珍贵了，我的歌词原稿，随笔，漫画，剧本提纲，不跟别人说的话，做的梦，全写在上头了。

我是永远不会停歇思想的，不停歇思想的后果是我永远不会停歇工作。《羞涩小男生》歌词四首，我在301医院写下了绝望的第四首：

回忆总发生在雨后，
已经熄灯的教学楼。
被窗影拼接成的地板上，
孤独的我睡意浓稠。

回忆总发生在痛苦的时候，

想起的却都是美梦悠悠。

忘不了春色的五月五，

用雨水编织成舟。

公园的山坡很陡，

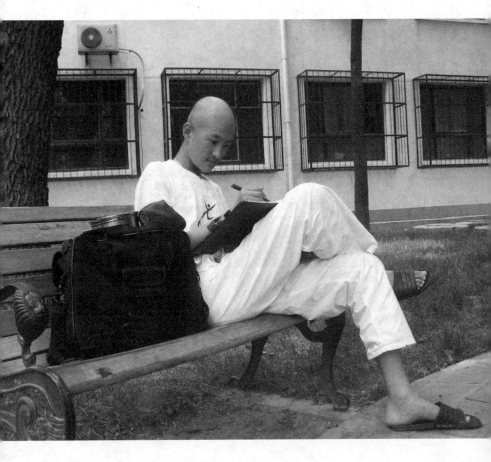

你紧跟在我的身后。
随风拂摆的枝柳，
舞蹈在你我左右。

还能不能再拉你的手，
凝视你火热的双眸。
还能不能提出尴尬的请求，
看着你微笑害羞。

还能不能再收获阳光，
倾听你春风的问候。
还能不能用火包裹寒冰，
融化了我的心头。

且把回忆折成信纸，
寄给那无奈的缘由。
你远去的身影已渐渐黯淡，
只有我痴痴询问着无止无休。

当黑夜吞噬了阳光，
失却了你的问候。
冷雨拥抱着回忆的我，
空遗下春风依旧。

连我自己写完了都觉得写得不错。但有谁看呢？我老是说自己伤透了心，心从这边透到那边，中间全是伤。

手术前情况危急，先觉得肺转移了，医生对我实行了许多手段，打点滴是一瓶一瓶又一瓶，后来因为我胳膊已经抬不起来了，就怀疑脑转移，给我备皮的时候又觉得我淋巴转移。我则仔细看身边躺着的手术完了的病人，看他们术后会碰到什么麻烦，心里想象未来。我一连看了好几场"拔引流管表演"，又看了好几场"拔导尿管表演"。听他们说拔导尿管疼，我盘算着自己这病用不用插导尿管。总之，复杂极了！

每次同学探望，都传说小云也会跟来，随着病痛的折磨加重，我只能用笔在笔记本上不断书写，现在意外找到它，如获珍宝。从上面，我看见自己在重复着写：

"我对小云只有恨没有爱，她要是跟秋燕来看我，我让她怎么进来，怎么把她轰出去。"

自然，小云不会被我轰出去，因为她根本没来看我。

笔是一声霹雳的锋芒，电话是倾吐声音的爱恋

学校里已经临近期末考试，大家都在紧张复习。在这个时候，有位春风牡丹人与我交了朋友，她就是刘天。

刘天的父母与我父母认识，从小就有来往，但我太小，不记得。在我初一时，她曾和我一起去滑过雪，当然我是所有人里最不灵活的，基本上是从山顶滚到山底。而且好不容易爬到山顶，没几秒钟就下去了，让我觉得很不划算。

那次活动不知怎的，我如中了魔般，极其开朗爱说，积极与众人握手笑谈，刘天坐在我前边，我与她聊了很多。她看的次数最多的书是《红楼梦》，其次是《神雕侠侣》，极爱曹雪芹，对金庸的书如数家珍，还痴迷周星驰的电影。这样分裂的人，我从没见过。

那次滑雪后，我们根本没联系。这样过了一年，去301医院前在家休养的那几天，妈妈联系让刘天来家里与我聊《红楼梦》。

《红楼梦》我是知道的，可过去读它的记忆已经一片模糊，要想与这位"劲敌"谈几个小时而不倒，就必须得用上唬人的演技。

刘天与她妈妈准时来了，她高高个子，皮肤黑黑的，得体时尚的衣服穿在身上很合身。还是一年前滑雪的样子。我与她对坐，大观园景色被我们言谈间跑了个遍。她的表情常不动声色，心里像揣着什么惊喜，大眼睛躲在镜片后，连微微一笑都是狡猾的。我与她谈话时每一个举动都是经过百般考虑才做出的，稍一有差错，就会被她识破我的外行，比如：

"你知道《红楼梦》里有个某某人吗？"

"她呀！"我一甩手，一扬脖，好像很懂的意思，"就她呀！对，知道，不就是她吗！"心里还在想这个人到底是哪一回出现的。

据说阮籍见礼俗之人给白眼，遇到志趣相投者，就给青眼，后来青眼就成了互相尊重的意思。那这么说，我与天儿就要互相对给许多青眼。我们有太多的话题可以分享。听说天儿对于学校的学习有很多苦恼，我更是有患难知己的想法，学校之苦闷我体会最深。我是从小学一年级就一直吃力学过来的人，偶然的发病及时将我解救，不然要是继续苦闷压抑、日复一日地考试下去，我仍会发病，只不过发病原因不一样而已。

这么神奇的女孩儿，女生里难得有此爱好，可她又不沉闷迂腐，而是轻灵的作为。经历上又复杂古怪，像我。男生里一万个也出不了一个我，她于女生也是如此。千万不能用纯洁淑女的形象想象她，她的鬼主意多着呢！

话题回到 301 医院，在期末考试临近时，她用一种大无畏的勇气，坚持天天给我打电话，隔三差五晚上就和天儿妈往医院跑。天儿在清华附中上高一，她妈妈在初中教生物。

天儿把曾经谈话中提到过的一瓶汽水带给我，又给了我一本《男孩来自火星，女孩来自金星》，不知道是不是这个搭配关系，我记不清楚了。她还带来一本书，将红楼梦诗词收录全了，那本书她包了皮，但书皮薄如纱，我屡屡翻阅，但也小心没有将其弄破。

我喜欢穿怪异的衣服，天儿痴迷 cosplay，好像是动漫社还是什么，我对她的那些事情极其不明白。她听说我的这种喜好，就告诉我有地方能租，我自然欣喜若狂。我们商量着她来贞子的打扮，我来绝地武士的打扮，两人上街一起去看《星战前传 3》。有一次和天儿通话我说：跟你打电话像吸毒。天儿说：

吸毒是物质的。我说：那我就是精神吸毒。

　　病房里我感受到了她的关心，还因为我们同样面临着困难。考试是她的心头大患，肿瘤是我的胸头大患。**天儿痛苦地告诉我，说她们快要期末考试了，我笑着解释期末就是期待末日，她忙改口说一般称其为期终考试，我又说那就是期待终结。**倒也形象描述了她的处境。

　　每次她来，我们就在病房楼道里遛弯，聊天，我给她讲了一个笑话，说黛玉葬花其实是在偷偷把她打碎的花瓶埋起来，她笑。她说："女生都会喜欢你，第一，你有文才，第二，你说话幽默，第三，你长得也不丑。"我听了，非常高兴。临分别时，趁家长们在聊天时，我紧紧地搂了她一下。

　　那阵日子，几乎天天下雨，这些无端轻薄的雨，吹得我反而越来越胖，满脸是包，是整个生病期间最胖的时候。钊子有一次来看我也碰到天儿，我问他天儿好不好？只可惜钊子读古书太多，对女人有天生的歧视偏见，不像我。我声称但凡有女权游行，我肯定是举着旗子走在最前头的。

　　白天，我独自在病房读《红楼梦》，见书里描写宝玉挨打，全家热闹成一团，他躺在床上，黛玉和宝钗皆来探望的情景，不由地联想到自己，在书上记下了自己的感想。"我现在的感受是挨了贾政打的宝玉，他们这般关心我生病，到时就是我死了，也定是心满意足，无可遗憾……"

　　6月25日，星期五，我就要"上刑场"了，之前最后一次盛大的"探监"不能不提。班主任倾尽全力，带了许多人来，可301是何等戒备森严之地？我们就相约后花园见，电话里我使劲嘱咐班主任不要带太多人，别把防暴警察招来。

星期三下午，我睡完觉让爸爸带着去洗澡，穿上新衣服，包了头巾，一身都很漂亮。现在很怀念那个时候的主要原因就是可以浑身很干净，这5个月来我基本洗澡没超过3次，还都

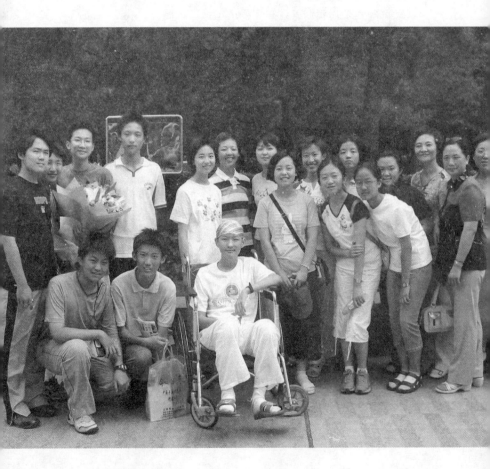

是为了迎接贵宾而洗的。

我被轮椅推着缓缓进了后花园，众多同学也就都围过来。男生有钏子、席西、马勃，我们人称"文学四杰"，浩宇、达健、骆骁，等等；女生有小云、丁超、依茗、洁晖、张黎、廖畅、心知、雪雪、湜溪、等等；还有两个家长以及班主任。

这一日，好花好天气，我让爸爸拿摄像机在旁边拍下了全过程，大家见我只会笑，凑到跟前也说不出一句话，都自顾自玩耍。钏子和男生们坐那儿聊足球，女生们坐到更远的地方。小云一个人站在树旁。妈妈把我推到小云跟前，此时我们已经近一个月没有见面了。

我坐着轮椅在小云身旁，几目深情，却无话可说。《红楼梦》里宝玉黛玉久别，重新相逢，无言良久，才吐出句："宝玉，你好。"这种简单，却有无数凄凉。不过时代真是不一样了，我不会说："小云，你好。"而是对她说："我一直觉得你的脸像一只桃子。"

其时我呼吸已经困难，说起话来很艰难。但也若无其事地与小云说了几句，妈妈又把我推到众女生跟前，小云也跟了过来。我还是平时谈笑风生的样子。我告诉她们："在医院我不喜欢穿病号服，所以这个时候仍是穿休闲服装。"女生们把我围成一圈，我在里头给她们说英文，让她们解释 lover 等词语的意思。她们是班里头的精英女生，与那边聊天着的精英男生都关系错综复杂，有很多传说的暗恋事件。

雪雪——班里学习最强的女生，她没有因为我回学校时拿她开涮而生气，大家聊天时，她还故意带来了"强男生"的问候，说他因为大考当前，被家长锁在屋子里。

男生和女生都在一起照了相，不知怎的，小云那天所有的照片表情都很难看。其他人都好看，尤其是洁晖，她已经笑开了花。我在 13 岁文集里曾写：

"一次和席西在体育课上锻炼时，看见洁晖坐在乒乓球台上，一色红衣，眼睛调皮地望着服装呆板的男女学生，异常惹眼。看胡兰成的小说，其实是在看他的自大和自我欣赏，不管人家女的因为他哭成什么样，他也只说出一个艳字，好像这人终生为艳而活着，但他的艳是他自己的。看看洁晖坐在乒乓球台上的样子，才是真正的艳，更何况那一色红是燃烧在蓝白相间的校服群中。"

她肯定还记得我的这些文字，301 医院期间，她天天放学后给我打电话，也聊到了这些事情。她是我上初一以后在这个班留心过的第二个女生，第一个女生叫晓晓，曾经是马勃喜欢的女生（你瞧这个关系多乱）。留心晓晓的原因是我觉得她像电视剧里的林黛玉。

集体相照完了，我开始和男生们拥抱，可惜没照下来。我从轮椅上站起来，顿时女生们一片惊呼："好高呀！"

我当时因为肿瘤压迫，右胳膊已经抬不起来，走一步都喘，却行动自若。和男生拥抱两人扭扭捏捏，旁边人都在笑。钱浩宇站在女生边上，我狡猾地最后向他靠近，和他近乎做做样子地拥抱完，我突然转向洁晖，说："我也搂搂你吧！"说着一把搂住，洁晖在我怀里挣扎，像被捞出水的鱼儿一样扑腾。这一搂完，我就开始挨个"进攻"，顿时女生们在周围窜上窜下，像鸡笼里到处扑叫的小鸡。

我第二个搂的便是小云，我向她笑了笑，然后紧紧搂住她，还来回深情地晃了晃，她在我怀里好像一个轻便的玩偶，任我摇来舞去。这是当时最真实的感受。

我把能找着的人全搂了一遍，包括老师。时候不早了，该回去了，我被推着往楼里走，还在扭头想看清每个人的面孔，他们都是笑盈盈地在挥手。

后来看录像时，钊子妈妈问我是不是有生离死别的意味在里头。我笑答不是，是怕以后没理由搂了。

手术的时间越来越近，我的情况也越来越差。饭是一点不能吃，我享受着皇帝级别的待遇，桌子上摆满佳肴我也毫无胃口。星期四的上午，因为又出了很多节外生枝的坏事情，气氛紧张，我给小云打电话，她在家中备考，又是备考，期中考试前也是这样的情景，也是在打电话。她一接电话就说："我本来打算下午给你打电话的。"

我请她在我手术后写一些信来，能让我反复看，她肯定地答应了。

燕燕也来电话，为她星期三没能来道歉，我当时必须得吸上氧气才能舒服一些。她说班主任给她们女生单独开会，指出她们心里浮躁，心里在想别的不好的事情，不安心学习了。暗示当然是明显的。我要是根据班主任的标准，绝对是全世界最浮躁的人。我告诉她，让她继续浮躁下去。因为嘴上说，心里是没有改变的，连可爱的学习成绩最好的雪雪尚且会出问题，难道她不应该是全班的表率？班主任不让我们对异性有感觉，大概言外之意是让我们对同性有感觉。

那天的晚上，恐怕是最难熬的晚上，手上还在打着点滴，那是我最恨的东西。灯黑了，周围的病人都在睡觉，给我喝的灌肠的药水好像还没起什么作用，搞得我一会儿就得进厕所一趟，却都无功而返。我高烧不退，呼吸困难，反正所有坏情况我身上都体现着。

这时又是那个神通广大的丹云阿姨，她带来了《教父》制片人莫根给我的《教父》剧本，上面还写着他的祝福，真珍贵。

安宁也来了，就是那个上次拼命照相的女孩儿，她站在门口，还是不说话，不知道她对我的这副尊容是什么感想。妈妈事后说，这个孩子特别有爱心。当她临走的时候和我妈妈拥抱。她还是那种美国式的表达方式，是在以此来表达心情。

第二天，病房里挤满了我的亲人，我颤颤巍巍地去洗澡，结果鼻血又在狂流。我高烧不断，因为从当天0点就不能吃饭喝水，护士给我打上点滴，补充营养。爸爸拿来湿毛巾，在我脸上盘成个圈，像面包圈，又冰了头，又止了鼻血，就是形象太怪异。

马上就该"启程"了，我却关键时刻掉链子，灌肠药到这时候才起作用，爸爸只得拿着吊瓶陪我不断进厕所。我倒不怕别的，就怕在手术台上我大小便失禁就完了。

护士给我打防止唾液分泌的针，比较疼，然后就是被推着徐徐进入电梯。几天前看《半边天》讲一位女士得癌症，节目表扬了她难得的上手术台仍面带微笑的精神。我看了不以为然，我所有的照片全都是微笑的，虽然，平时人们想象着，癌症即挨整。

进了手术室，大夫们在我脚上打上点滴，我估计就是它使我睡过去的。刺眼的灯就在头顶，他们让我再说点话，我就背了 *When You Are Old*。事后想，我要是死在手术台上，那我光辉的一生干的最后一件事情就是背诗！

当然，我到底是下了手术台的，被推出电梯时，麻药劲没过，精神还恍惚着，但能听见妈妈在叫我。做完手术的人要先进重症监护室，有人来看我，我还是对答自如，谈笑风生，只不过现在想起来都是只记得片段，不记得全部。

夜漫漫，我迷迷糊糊地说要喝水，但还是按规定渴了30多个小时，而我渴完之后最开始喝的水你们决想不到。那是妈妈从外面买的一瓶冰镇冰红茶，我仰脖全喝了，感觉爽极了，然后马上开始难受，要吐出来，但也没吐。

因为不是突然醒过来，而是有一个从半醒到全醒的过渡过程，我对我全身的管子不是惊奇，而是欣喜。长得像一个外星人，在口含雾化管的情况下更是如此。刚做完手术的几天感觉是不一般的，好像身体不属于自己，尿尿没有感觉，因为有导尿管；两根引流管插在体内，也无感觉；刚做完手术的人都极其痛苦，有的人直到出院前一天还是难以入睡，让护工推着床绕着屋子转，我一点疼痛也没有（当然听相声笑除外），这福气肯定是天赐的。

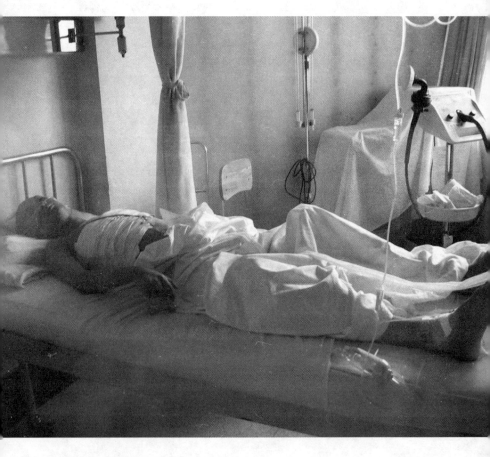

在重症监护室呆到不用监护了，就进了一个二人间，很舒服。当我拔得还剩下一个管的时候被允许下床，在屋里稍稍走动。我坚持不让护工扶，努力站稳，享受了一会儿"腾云驾雾"的感觉，然后转头出屋子去楼道散步了，当别人还在被搀扶着一步步在楼道挪时，我就应该算是大步流星了。当时刘天儿正在紧张准备高一期末考试，我就有心给她打个电话，帮她轻松一下。毕竟我已不是我。

拨了号码。

"喂？"正是天儿的声音。

"喂，"我故意说，"请问天儿在家吗？"

"哦！"她一惊，"稀客稀客，有失远迎。"**用一个"稀客"轻松化解，生死间的这般沉重被她搞得犹如老友小别重逢。好一个天儿！**

我大喊："我的天呀！"

她忙拒绝我这么喊，因为她不知道这是在叫老天爷还是在叫她。

拆线拆早了，伤口又开了，大夫们希望我能自己愈合，就每天死命往外挤血水，在用胶布把胸部勒得紧紧的，这时我都会拿一个小镜子反照下他们的操作情况。最后实在没办法，还是重新缝了一遍（不打麻药），期间我要求边缝边听猫王的《温柔地爱我》。再有就是发现肺部还是有积液，又给我做了一次胸穿，抽出了一大碗液体。

这就是术后遇到的种种麻烦，我在医院呆到最后真有些烦了。这是我在电脑上的一段随感：

"7月1日晚上，在电脑上看我拔管子的照片。景象骇人，不仅清晰展现一条长蛇般的伤口，上面还缝着线，而且也逼真地反映出了管子从体外到体内的情况。人在这一刻仿佛成了《黑客帝国》的人，是一台台死沉沉的机器。想起来都是不寒而栗。我忙乱着翻照片，就在这时，突然翻到了手术前天同学们来看我的照片。心情豁然开朗，明媚无比。尤其是一个个女生，笑容灿烂，让我真是喜欢死了！太喜欢女生了，女生天然的美丽，是一种纯净的美。而将她们放在这样一种即将手术（何况我刚刚看过手术的痕迹）的环境中，更让人为之心动。

在医院的那几天里，我天天躺在床上唱歌，调子是朴树的《生如夏花》，歌词却是自己的。只要一有护士进房间，我就开始声嘶力竭地喊："我要出医院！就要出医院！啊！医院呆得没劲，好好回家玩一玩。我真的想离开这个无聊的医院！我要回家好好地玩一玩，离开这无聊的医院。我要出医院！"

日复一日的点滴快把我逼疯了，就像茨威格的《象棋的故事》里描写的囚犯一样，在没有任何逼迫的情况，囚犯们也会因为每天看见相同的、没有任何改变的屋子而疯掉，最终招供。

7月3日，是个星期六，刘天儿下周就要期末考试了，但她保证白天好好学习，想到医院陪我吃 pizza，我自然是激动和感动交织。

天儿和她妈妈来了，衣着是精心打扮过的。一色绿的裙子长垂到脚，后面背着一个小蓝包，已经清新得让我无法比喻。她的到来让我渴望楼外的火辣辣的太阳，《日出》里陈白露有句名言："太样升起来了，黑暗留在后面。但是太阳不是我们的，我们要睡了。"借用它的话："夏天来了，但夏天不是我们的，我们要吃 pizza 了。"

天儿这样对我，我却不知道怎样表示，只知道闷头吃。直到那么大个的 pizza 实在吃不动了。短暂谈过后，天儿必须得走了，在电梯前我才低着头说："你的衣服很好看。"也就是这么简单的一句。

我是最不安分的人，身体稍微好点，就换掉病号服，躲过警卫的贼眼睛，顶着毒日头，往旁边妈妈住的宾馆跑。前门被拦走后门，后门也被叫住就走旁门，真是惊险而刺激。

晚上往宾馆跑，白天呆在病房打点滴，我左右手都扎得快烂了，因为连续打了三个多月点滴，血管顽固，针在手里头乱绞也扎不好，使我非常痛苦，心说一辈子的点滴都被我这时候打完了。

有一天躺在床上，右手打着点滴，但心中的写作之欲依然存在。我拿左手在璐璐给的本上歪七扭八写了许多文章。突然，我脑子里有了写诗的欲望，并且冥冥中感觉那会是我写的最好的诗，于是我先努力手写几句，后来又在电脑上打了一稿二稿三稿，是我写作耗时最长的诗。

献给我永远的

我是你家台阶前的参天树，
呼唤你名字的岁月流进旋转的年轮。
我是你窗外徐徐蔓延的爬山虎，
记录下那无奈光阴的皱纹。

我只愿化作那满城的飞花，
飘过你生命的清晨。
融作地平线升起的第一缕阳光，
陪你直至落日黄昏。

如果我是那默默无言的参天树，
会扯下肢体，为你做一扇护风的门。
如果我是那绵连无边的爬山虎，
就固执地依偎在你左右，感受那跳跃的体温。

当你欢笑，我是你忘情的眼神，
悄然藏在风中，与你共享落英缤纷。
当你失意，我爱抚那破碎的伤口，
擦净你独自流下的泪痕。

或者，我是个无名的邮递员，

每天早上只为看你接信时睡眼发困。

不要嘲笑我春心萌动的痴情，

人生何曾再有过这记忆的稚嫩。

忘记我，我们从未相逢，

我只是你身旁陌生的过路人。

但看看我，再看我一眼呀！

因为我们那永恒的名字，青春！

写完它，我已经疲惫不堪，并对妈妈肯定地说："这是我给小云写的最后一首诗。"

除了紧张的学习之外，大家津津乐道的都是男生和女生间的事情，同学之间打电话也是如此。记得一次跟慧慧打电话，我说了自己的观点："我从来不把我的感情看得多崇高，只是没有结局的故事。这是青春时期很自然的，应该好好享受青春。"慧慧大为赞赏，说我明白。

我从 9 岁开始写自由诗，一直到生病以前，其实都是在重复一个主题：人类终究会毁灭自己。生病以后来了个大转变，深陷情沼不能自拔，倒也是很好的纪念。**人们常说某人生病表现坚强。这不是什么好事情。坚强意味着苦闷，孤独，有谁能像我一样幸运？**

快出院的那几天，我的身体好像也得知这个消息。原本因为缝愈伤口而极其小心，背驼得头都快沾着地了，现在也挺笔直了。早上一醒就兴奋地到园子里去散步，在棵棵参天树下，空气格外清凉。

我们像过节一样，清点行李，到宾馆结账，找来了车，高高兴兴回到姥姥家，待了几天又回到燕北园的家，小学同学春子、阳华、然儿来电话问候，原来她们消息闭塞，还以为我在做化疗呢。我忙请他们来看我。会面过程不用多说，反正我乐呵呵地给她们看恐怖的录像，阳华送了我一本《莫奈画传》，里面夹了一张纸，上面写着：

"你是能给大家带来欢乐的人，你是最具天赋的文学爱好者。你的才华，幽默与充满爱的心，让我们无时无刻不在牵挂着你。我们永远是你的朋友和最忠诚的支持者。"

小学同学与中学同学是太不相同了，大家在一起的亲是难以言表的。我没办法描述得更详细。由此，**我希望所有的人与我结识的理由，不因为我是一个病人，而因为我是个好看的人。谁能够认清楚这一点，他就是理解我，真正愿意与我交往的人。**

钊子他们商量来家里看我，原定是三女一男，最后好像商量好了一样，慧慧、秋燕全因为异常麻烦可恨的学习班退出。

商量好下午聚会，我顶着酷暑，戴上墨镜出去迎接，除了迎接来一身汗没迎接出别的，突然，人行道上走来一个女孩，仍是眼帘低垂，正是小云。她看见面前的"戴墨镜的怪人"，下意识地避开。

"嘿嘿，找谁呢？"我笑着说。

她认了我足有半分钟才认出来，只得笑着跟我走了。进了家门，她还是对书房我小时候的照片最感兴趣。正低头看着，我妈妈突然进屋，让她措手不及，略显慌乱，赶紧将头躲开。

直到钊子喘着赶来，这场聚会正式开始。秋燕来短信道歉，并突然说："我现在在发短信，已经被老师发现了。"让我们感觉有一种奇特的现场效果。

聊着聊着，我才意识到，以后还是少见小云为妙，因为见一次，心里就难受一次。我好像成了爱上烛火的飞蛾，即使全身烧到最后一刻，都不会怀疑退却。

我倒没飞蛾那么英勇壮烈，但我需要时间缓过来。暑假钊子正处于用短信和小云通得酣畅淋漓的时候，手机铃声不停，烫得如烙铁一样。钊子已不是在中日友好医院大骂女生的钊子，他对此的解释是："小云和其他女生不一样。"

我是眼睁睁地看着钊子一步步陷入其中的，这个"其中"不是一般的"其中"。因为基于对他和她作风的认识，即使钊子在电话中拼死否认我也能听出来他的真实心声。有一次暑假来电话，我正在写小说，他应该是以得意的口气跟我说："小云打篮球，一投没投中，转身对旁边的人说，这球就送给子尤吧！我和他有缘无分。"

我听了，心思沉静，说："这不是很好吗？"

钏子奇怪，不断对我惋惜慰问，替我可惜，我却为此结果庆幸。到了开学，他又碰巧与小云坐前后，他更是乐得欢。

小云把自己保护得好好的，好到精致，就像身边围了一条光圈，外人都进不去这个光圈，只在周围留下一颗颗受伤的心。说她是海市蜃楼太恰当了。

10月30日是周五，钏子又来电话。我跟他说了小云身边围光圈的比喻，他自信地说自己肯定进出自如。又突然苦恼地说自己状态有点不对，自己也搞不清楚喜不喜欢小云，我对他推测，说是不是一开始对她有好感，之后大家就蜂拥编派，最后就很迷茫了？他很兴奋地说就是这个感受。他突然问，自己每当要和小云说话时，就会看到马勃在旁边绝望的目光。自己这样是不是对不起朋友？

我听了说，是呀！（我们所有的电话只要提到马勃都会故意说，马勃怎么样了？又老了不少？）我还没发病时，有一次有一个女生不小心把水泼在马勃身上，她顿时不安极了。因为隔壁班半个班的女生都深爱马勃，她们不会容忍这种事情发生。马勃也老是说自己长得好看，不过按朋友们的说法，"他每天站在楼道窗前，黯然望着东方升起的太阳，鬓边已有白发。"

钏子对我说，他不知道到了高中还能想起几个初中同学。他说自己和小云肯定会保持联系，会想着她。

我听了不置可否，又过了几天跟他提起此事，他却摇手否认一切说法。他说上课的时候，小云会突然叫他或拍他一下，没有原因的，只是笑。我听了居然有毛骨悚然之感。现在又是一个寒假了，不知道繁重的学习和中考压力让钊子有什么新感觉？

还是说那次暑假聚会，我们三人正聊着，突然马勃来电话说想来，这马勃呀！也是不容易！"文学四杰"，怎么全军覆没了！

笑谈间，我把小云叫到书房，那里孤灯一盏，书堆成山。我打开电脑，将那最后一首诗展示出来，让她看，我独自离开。

过了一会儿，她自己又从书房里出来，也没说什么话，就又投入到谈话中，我看见她看我的眼神有些异样，似乎有几秒的凝视。希望别又是"只有我能看出来别人都看不出来"的眼神。

接下来的日子我就开始准备小云的生日礼物。我想把自己几个月来给她的作品结集成册，再配点照片，肯定很有意义。我让爸爸去干这件事情，心里还是充满期盼。一天中午，正准备睡觉，突然小云来短信：现在给你打电话行不行？

我同意了，她的电话马上追来。

我告诉她："给你准备了个生日礼物，你什么时候来我家拿吧！"

她马上就笑着问是什么，我不答，又说："或者我给你邮过去吧！但让你妈妈读到就完了。"

她突然敏锐地说："是读的呀！"

我赶紧说："不是不是。对了。你最近又喜欢上什么样的男生了？"

"我现在哪儿有工夫想这个呀！"

班主任打电话，说想带些同学来，我们约好了时间。那天是 8 月 13 日，离她生日也不远了，我就有心让她来。几个同学之间约了一下，钊子想来但无奈暑假课忙。我给小云打了电话，她开门就说："钊子给我发了短信，说了好多怪话，你说他是不是抽（疯）了？"

我哪儿知道？我就知道我快被你逼抽了。"明天来吧！我有生日礼物给你。"

"明天再说吧！"小云又重复了一遍从 5 月 5 日以后每次打电话让她决策她都会说的话。

明天再说？！好吧！

第二天来了不少人，还有学生家长，我们正说着话，突然听到门有些响动，开门一看，小云正在外面站着，蓝上衣，黑短裤。我请她进来，她还是爱往我书房跑。人最后走光了，就剩下小云和慧慧，我让她们等到 11 点，因为那时我爸爸会来。

果然，到了 11 点，爸爸就来了，他将两小本线装书放下之后就走了，她们俩抓住就不放手，我坐在旁边给她们照了两张相片。

她们如此一页页地看，也不表态。看完就完了，倒也干脆。之后我们聊天，聊到《特洛伊》，小云问："什么伊？"

我冷冷地说："不用问了，就是讲你自己的事情的。"慧慧在旁边听了不敢说话。

原来听别人说特洛伊是红颜祸水的故事，我就很气愤，什么红颜祸水？分明是男人好色！但后来我就意识到，如果女生不尊重男生对她真诚的感情，这就是她的错误了。

我问她生日准备怎么过，她笑说连她妈都忘了她生日了。

从那天的日记上，可以看出她们走后我一下午都很苦恼。我写的一篇题为《永远》的文章可以或多或少描写我那时的心情：

"昨天，小云永远地与我分开了。我终于放松下来，如释重负，但一种失意久久徘徊在我身边，我无法摆脱。新构思出的小说让我着迷，却没有思绪写下去，这种失意促使我决定写一篇记录我这段生活的作品，可它太复杂，我没有力气也没有耐心去记录它。

昨天我给了小云自己费尽心思编出的生日礼物，这个礼物算是对我们过去4个月的一段总结。礼物给了，我对她的那种理也理不清楚的乱乎情感也就彻底结束。我对这倒是没什么留恋的。她们和她们的那个小团体——一些女生和一些男生竟然'神奇'地组合在一起。小云、慧、秋燕、我还有钊子。就在昨天，我惊异地发现自己和她们已经越离越远。"

任何人看了我给小云的生日礼物都会感动，之然就问我，难道她没有热泪盈眶吗？我想，我都快热泪盈眶了，她却没一点表示。只能安慰自己说，她表面没表示是因为她心里有感动。也不知道她是不是真有感动。

接下来就要讲讲之然的故事了。8月4日的晚上，我正在家待着，之然与她的爸爸就来了。她爸爸是我妈妈的朋友，之然现在在中加上高中。这个女生不一般，从小就四处奔波，游历过不少地方。从北京到温州，又到了英国，再到香港。她秉着"吃透书本"的思想，光二年级就上了四次，因此不同地方的学校都留下过她的身影。不行，这么说太对不起她了，她是因为转学才一个年级上那么多次的。

之然的初中也是在北达资源上的，再加上昕龙兄，三个人因为相似的求学背景，不由心灵拉近不少，见面就谈起许多学校事情。她的特点就是爱笑，特别爱笑！每进一个屋子参观都要"哇！"一声。这举动让我非常喜欢。因为我是浑身布满惊喜的人，总得找朋友分享。各种精巧的布置，之然流连忘返，痴迷其中，不断大叫，这也是爱生活的表现。人要是整天埋头学习，闷闷不乐，有人皮没人气，毫无声色，哪里会关注生活中更美好的惊奇？

我和之然聊起来就没完，因为有太多话题可说。当天色已晚，不能不走时，她只能无奈地一声叹息，然后临走时跟我说："暑假前我还会来。"当然，那时我们都不知道化疗的结果。

智慧是我耕的犁，我跟上帝借支笔

不久我们选择了肿瘤医院做最后一次化疗，那儿的环境自然不同于中日，但好歹做上五天就回家。我住的是个根据一人房间改的二人房间，所以环境小，空气不好，没厕所，厕所在楼道的一个地方。等我开始做化疗哪儿还有力气动呀？我心想。

化疗前一天我先和妈妈去万圣书园买了许多书，供化疗读，8月15日的日记上写：

"早起抽血，写作，睡觉，看《鲁豫有约》，后写作到下午5点，昕龙兄来，晚上洗澡，纪念禁澡两个月，拍照庆贺。我说：'小说都该是成年后再写，但所有的少年作家最先写的都是小说。'我在同时兼顾一个话剧两个小说，很吃力。"

现在我不会再那么忙了，还是专心读书或写一些小文字比较好，我还有其他爱好。最近我发现自己八大艺术除了雕塑尚未接触其他都颇有建树，还有舞蹈我自我感觉良好，但妈妈不认可。我这个妈妈不是一般的妈妈，而是个从五岁开始跳舞，到三十五六岁还跟金星跳舞的妈妈，她现在的任何动作在我看来都惨不忍睹，劈叉踢腿都跟骨头折了一样。

现在给大家看看化疗日记，文字简单，让大家了解一下外部局势。

8月16日，星期一

早上到医院。11：45开始化疗到晚上11：30。花下午的时间看完《挪威的森林》，觉得写得极烂。晚9：30吐一次。

8月17日，星期二

点滴从9：30打到晚上7点45。晚上还下楼转了转。

8月18日，星期三

8：40开打，吐了4次，疼得实在受不了，拔了，我表现得很没出息，哭了。

8月19日，星期四

9点开打，晚7：00结束。吐4次，血小板60000，开始商量输不输血，我妈拒绝。

8月20日，星期五

体重59kg，9：00开打到晚上7：30，晚上痒到发疯，打了一针抗过敏。我说今天不洗澡誓不为人，也没洗。化疗结束！

8月21日，星期六

吐了4次，打点滴一上午，边滴边看电影。在电脑上看《我爱我家》。

8月22日，星期日

打点滴一上午，情况和昨天一样。看《未来水世界》。

因为是肿瘤医院，做化疗极其娴熟，再配上中药，情况比前三疗程好多了，所以也就不用担心没力气去楼道上厕所了。

8 月 23 日，我的血小板就掉下去了，15000（正常值 10 万—35 万），白血球 1600（正常值 4000—10000），血色素 7 克（12—16 克）。大夫告诉我这个消息，我听了就吐了，十万火急，开消毒灯，抽血，忙乱一团。当晚输两袋血小板。此后，每天或隔天都要输两袋血小板。血小板还是不长光掉，肿瘤医院没有见过我这种情况，所以种种之后对我毁灭性错误的操作现在看来都异常幼稚，而我被折磨得要死要活。

本来期待可以快乐地回家，现在也化成泡影。重新布置好的书房与装修一新的厨房现在也得再等等它们的主人了。每天都输两袋血，也不管结果高低，绞尽脑汁用许多办法治，我又进入化疗般的痛苦状况中。

现在输进我体内的血大概有三个饮水机桶那么多，提升血小板的针也有近百针，由此带来的副作用也是不可想象的。同学们度完暑假（其实暑假与上学的区别就是学得更紧凑痛苦了些），开始日复一日的学习了。班主任又有新主意，号召全班同学轮流每天往我这写信，当然这里面属小云的有深意了。9 月 6 日下午，钊子还没回家就给我打电话，他和马勃看见小云在给我写信，他们俩当场就快晕倒了，勉强支持住告诉我这件事情。

第二天我就收到了这信，里面有一段是这样的：

"你应该甘愿回到学校来过一个正常学生的生活，即使这生活充满'黑暗'，而你也拥有我们不可能拥有甚至妄想的东西，你过着我们从未体验过的好生活，所以，你出色，不同寻常，你喜欢与众不同，我相信你会试着喜欢这样的生活的。"

班里的女生里，小云是最理解我的。

肿瘤医院的化疗让我又秃一次，且在其后的三个月里都没有长，可见药物抑制之严重。**我和妈妈打定主意，要拼命留长头发，留到一定程度就剃光，然后再留。把在学校里干不成的**

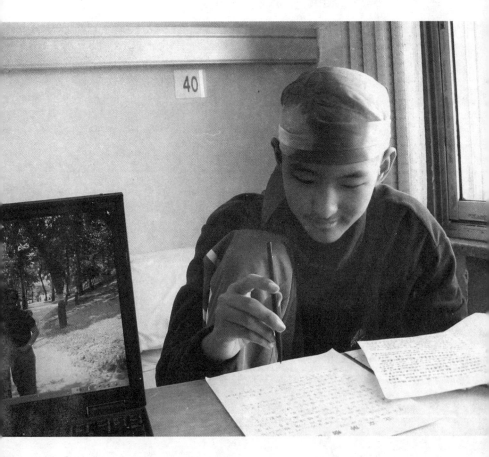

事情全干了。

这时我又注意上一个科里的实习护士，她大概只有十六七岁，让这个略显古板的病房有了些朝气。从哪儿看她都还是小女孩的清新，但一穿上护士服，她就是个护士。动作麻利熟练而面目正经一丝不苟。她也很注意自己形象，妈妈说她走路身子挺拔，显得身材好。她在单调的衣装上总要弄点鲜艳的装饰。如果借用胡兰成描述张爱玲的话：

她进来病房里，似乎她的人太大，坐在那里，又幼稚可怜相，待说她是个女护士，又连女护士的成熟亦没有。

因为老是关注她，全科的护士都知道了，护士甚至于让她多来陪我，搞得她都不好意思理我了。有一天我让她临下班时来病房里。没过一会儿，她就来了。脱下护士服的她自然更会打扮，浑身是时尚。我和她在一起照了相，还告诉她会给她送相片。她告诉我，明天她就要转到别的科了。真是幸运！在我日夜受着煎熬的情况下。

那时我每天疯狂写作，看到钱锺书的《写在人生边上》，我就写《写在校门外》，用一个局外人的视角审视学校里的种种不合理。在序言里我是这样说的：

"我的右胸长了个肿瘤，那是上帝送给我最美好的礼物，它在我身上呆了10多年，一直很安分。2004年3月24日，它终于发出了一语清脆的啼声，硬是将我从这个工厂里拉了出来，在医院呆了五个多月，不能回去，而且，或许还要在外面多呆一阵子。

于是，我难得地拥有了在校门外的时光，我可以自由地思考，因为天花板实在是灵感制造机，古往今来，多少浪漫的故事都是诗人们躺在床上仰望天花板写出的。我还可以自由地写作，认识了许多平时没时间认识的朋友。"

《写在校门外》的第一篇就是《我谈早恋》，算是表达了一些自己的想法。虽然是谈早恋，其实还是指出学生们在考试压力下被压榨得生活毫无乐趣。暑假里我的朋友们都在上各种学习班，他们在上课期间互相发短信聊天，慧慧每天手机充值100元，这是我无法想象的。

同时我还在写《我爱我班》情景喜剧，挖掘出自己的喜剧天赋。说笑话容易，但要落实到笔上，且结构严整就不容易了。

我自己的生活是这样的，该说说病情了。医院医生对我已经毫无办法，只得请来北大医院的血液科主任，他建议做骨穿，吃激素。我妈妈对骨穿仍不能同意，但激素只得吃上。

那时我们得空还是会往姥姥家跑，一天，钊子打电话告诉我，准备9月30日，学校放假的那天请朋友们在pizza饼店吃饭。当时我同时吃着许多药，有了副作用都不知道根源在哪儿。听完这消息又扑到厕所一阵猛吐，吐完之后面如死灰，一动不能动。测完血，结果又是很差，我们只得又往肿瘤医院跑。医生坚持要求做骨穿，妈妈没办法只得同意。我没什么意见，哎！

只要有意义，就来吧！

记得当时看身边的病人去做骨穿而自己不用做，心里非常高兴，谁知现在就轮到我了。所有跟我的病沾边的措施全用了，一样都没逃过，为什么？因为我把最坏的情况都赶上了。我后来总结，自己是：

"一个大手术，两次胸穿，三次骨穿，四次化疗，五次转院，六次病危，七次吐血，八个月头顶空空，九死一生，十分快活！"

做完骨穿，我一瘸一拐躺倒在床上。轻薄凄凉雨在窗外下着，那边是 pizza 桌上笑声暖，这边点滴瓶下我心寒。病房里白墙白床映满了眼，秋风秋雨的冷我是深刻记住了。出了医院，我被吹得一步三摇，走一步吹退三步，好不容易打了车，往姥姥家走，车上我恶心欲绝，回到家，全家迎接回了如死人般的我。我倒在床上，纳兰词《潇湘雨》里有一句：

"长安一夜雨，便添了几分秋色。奈何萧条，无端又听……"

第二天去姥姥家门口的协和西院测血，风大得睁不开眼，动不了身，从胃一直往上到喉咙，哪儿都不舒服。到了医院里，听见旁边一个人在不断呕吐，让我觉得他一个人吐太单调，颇有跃跃欲试、陪他一起来的想法。结果出了医院门，我就倒在树旁一阵猛吐，那风刮得更起劲，带着我的泪水不知吹向何处。离家短短几百米的路，实在走不回去了。

哎呀！我突然拼出一首词：树旁一阵猛吐，泪水吹向何处？短短几百米路，半点力气全无。

我刚刚 14 岁半，但我看见太多别人不可能看见的东西。那种人情间最微妙的东西都被我捕捉到，别人拜年，绝口不提我，好像没我这人。一切都是过眼云烟，只有亲人是你永远都不会失去的，这是最深刻的道理。

胡兰成《山河岁月》再版序言里写：当时因为身在忧患中，于人于事转觉异样的亲切柔和。我是在生死成败的边缘、善恶是非的边缘上安身的人，明白昔人说的如临深渊、如履薄冰的那大胆与小心是怎样的，我是有我的不介意与绝不苟且。

这话有些地方也可以用在我身上。

10 月初在姥姥家的日子是不容易的，因为开始吃激素，我担心自己发胖。虽然没发胖，但全身系统紊乱，吃饭是根本不可能了，其他事情也好不到哪里去。

同学们十一七天长假肯定很忙吧！我躺在床上想。钊子十一有一天来了，津津乐道那天欢快的场景，说马勃很想往小云那儿凑，结果最后还是钊子自己与她坐在一起。我面无表情地听着，小云？对我来说已经很遥远了。

我当时正在兴致勃勃地写《记钊子》，他说他最近记我和记小云的两篇文章的文笔远胜我，我们俩相约某天晚上互相发给对方。

哎！堂堂钊子也拿起他的笔记小云了。

看来幸福的时候都是相同的，不幸的时候各有各的不幸。

我给他回了一首诗：

答钭子记小云文章

2004 年 10 月 19 日

崇尚进攻的无奈防守，

独自做梦的满面容愁。

轻易从别人的狭隘中硕果累累，

面对她大大的眼眶，我颗粒无收。

永远不要放开接受，

永远不要陶醉于她的"应酬"。

以为自己是她心头的蓝天，

却成了一片白云，无所停留。

纵使脑海有设想千种，

到她面前你就无欲无求。

要拼命抓住她的躯体，

最后只化了身影满手。

去欣赏更多的美景吧！

一个笑容不至于看那么久。

罢了，不想她了，

去选择那不会拥有的拥有。

（除了神秘她一无所有）

对于小云，我给她的已经太多了，多过我给其他人，也多过其他人给她。钗子后来的文章里也写过，这诗的最后一句他深刻地记住了，虽然表面上仍不肯苟同。

从电话里我已经深刻体会了班里同学们的苦痛，但考试的结果并没有比过去提高多少，慧慧嚷着要吃维生素背降落伞跳楼，其他人也都是疲惫不堪，无话可说。就像我在《我爱我班》里写的主题歌歌词一样：

> 当狂风鞭打在脸上，我会有几丝难言的痛
>
> 任误会和冷语袭来，只无奈浮现不屑的笑容
>
> 不知道不考试我的前途在何方，想桀骜不驯却又怕
迷失回家的路
>
> 老师规定学生不准早恋，可却有了恋爱的冲动
>
> 从小志气当个中国一条龙，为上大学榨干朝气成了一条虫
>
> 喊着减负有谁真把青春尊重，到头来全是一场空
>
> 忘记最美的夕阳只把头埋在书堆中
>
> 迷离梦醒才知道丢掉了永远的彩虹

天儿在清华附中的学习过程也是吃力痛苦的，但不得不硬着头皮继续下去。她十一的生活就远比我的同学们好。一个人能掌握自己的生活是很不容易的，我身边的人被学校生活鞭打得喘还喘不过来呢，哪里还能掌握？我问天儿十一怎么过的？

她说，一天去电影院看电影《2046》，一天去圆明园，到姥姥家玩会儿，再自己读书，然后就是学习。这就很丰富了！我想。她说，自己在电影院看电影时，在片头意外看见《功夫》预告片，异常期待。我告诉她，等自己病好了，陪她一起去看。

......

我就这样慢慢享受着黑暗中摸索的痛苦。身体稍微好点就在姥姥家呆着。姥姥家于我就像张爱玲一生都在描绘的她童年居住的布满鸦片烟的老屋子。能走路，就去门口的胡同转悠，那是我小时候走过上千上万遍的地方。

骨穿报告出来了，说我是白血病前期，10月12日肿瘤医院请了肿瘤方面的专家与血液方面的专家一起会诊，最后商量着把我转到西苑医院血液科。

你在信的那头等我，我在信的这头读你

阳光在哪里呢？哪里寻阳光呢？我搬了个长椅在姥姥家一楼的阳台，沐浴在温暖的阳光下。10月16日中午，安宁突然从四中来电话，告诉我她们刚开完运动会，下午带些朋友来家里成不成？我还没反应过神来，只能老实告诉她自己中午要睡觉。可要是下午再来，就太晚了，她的朋友们还有别的事情。于是还是商量着中午直接过来。我躺在床上忐忑不安地等着，

等到最后，可能是北京的建筑奇迹——胡同实在太迂回，她们一行四人找了好长时间，找得妈妈出去迎接了七八回，我都死了心，快睡着了，她们还没来。突然电话铃声响起，正是她们为找不着我家而苦恼，妈妈再次出门迎接。没过多久，屋门打开，四股刺眼的阳光射了进来……

其后的会面场景，我是这样跟昕龙兄讲述的：自己的感受像《围城》里的四喜丸子对苏文纨，十四年来的人生观像大地震时的日本房屋。谈起我与四中女生的相识过程，我讲，我妈妈的朋友的姐姐的女儿率"心连心艺术团"来我家"献爱心"，我一看她们，就说，这个妹妹我见过。她们看见我，心里说，咋就那么眼熟呢？

对于这"四股阳光"，我要想一下说清楚真是难上加难。因为她们的美丽是无法描绘的。这四个女生分别是安宁、天卓、洪泓、雨薇。

不知道安宁在班里是怎样的，至少她在我面前很少说话。我们之间几次打电话都话语节俭。在中日友好医院时看她打扮挺时尚，这次倒好，一身校服，风风火火就来了，有种朴素的大气自然，更惹人喜欢。

初次见面，都没怎么深交流，就看见天卓一人来回蹦跳说话。她总是说自己样子好看，这倒是事实，有种很俏的感觉。她个子也高，得1米7多，再有四中校服增色，亭亭玉立。天卓一个劲盼望能当全校校花，后来看见真校花的样子倒觉得没她好看。使人想起那首古诗《桃叶歌》，简单动人，让我稍加修改就很配她：桃叶映红花，无风自婀娜。我想当校花，谁来选举我？

我给她拍许多照片，她也爱做姿势，摆这儿扭那儿，照出的结果喜人，我都快被迷倒了。

还有那雨薇，人显得娇小，脑袋倒挺大，很卡通的样子。我后来给她写过一篇文章，是这样的：

"有这样一个女孩，她不多说话，却已经说明一切，不多表现，又胜似千言，她就是雨薇。

我们至今相见不过三面，匆忙中望得两眼，再从洪泓的信里侧面了解一点。第一次安宁率'心连心艺术团'四个人来姥姥家，天卓左一闹右一闹让我觉得满屋子全是她的身影，唯雨薇在旁边静静的。她的样子能唬人，一脸正经，让我对她只能有敬。如果不是意外看到她的'沉痛检查'，我还看不透她的真实面目。在检查里她除了外星人基本把所有物种全对不起了一遍，后来见到亦飞也这样写检查，才知道四中学生有这个'对不起'的传统，真不知道四中老师是怎么挺过一个又一个噩梦般的三年的。**如此淘气让我对雨薇另眼相看，她敢颠覆，因为她有这个眼界。**

之后我与她没有接触，第三次来我家，她给我看过她拍的小狗，如果这也算是一种交流的话。她不需要什么表示，是因为已经看明白了一切。雨薇笑起来好看，面如牡丹初放，怎么样都是神情自如。

我畅快一十四载，交得真心朋友，陶醉于爱人与被爱，心如一片月，有希望，有寄托。写作算是遮蔽心灵的挡风盾牌。如今一病，更见到生的渴望，死的轻易，人的无力。一切本来清晰分明，但有了种不服输的、夹杂着爱的精神力量在里面，感觉就复杂多了。就因为这一个个美好的人，我才热爱生活。

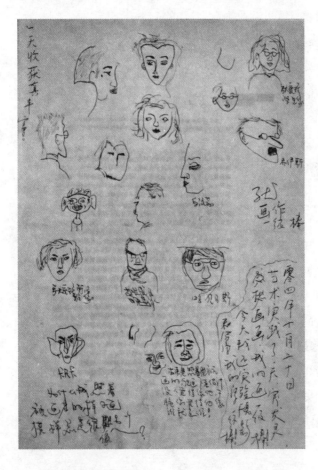

她的字好，所以能居高临下看我的笨拙，横加评论，又让我无可奈何。要说大眼睛、含笑不言，会让人联想成我的小云。她们太不同了。她是个智慧的女孩，智慧都聚集在与她身子相比大得出奇的脑袋里。上帝是公平的，既然给了雨薇那么好的头脑，就用个小模子来造人。不像我，个子都长到1米8了。"

这文章我最初想游戏一点，学李敖的笔法，最后偷懒，干脆还是保持本色。那篇检查是这么回事，趁着雨薇上厕所，她们给我看了她写的检查，算是让我大开眼界。我后来给钊子念，他仍是不以为然。看检查：

"11点关闭大灯。后张老师站在门口听到我等谈话，时间不详，张老师不悦而我等愚钝，未能及时认识到。于是张老师要求我们不许关门，我们啰唆话过多，实有不敬。更过分的是，在张老师教导我们不要在十一点之后再用洗手间之后，我们又上了厕所，虽然没冲，但仍违反了规定，出来后便被告要写此检查。

我对不起国家栽培，对不起党和人民的厚望，对不起农民伯伯养活，对不起革命先烈的前赴后继的牺牲。

我还占用学习时间写检查，更是对不起全世界劳苦大众。

丛雨薇在此向以上人民赔礼了！"

瞧瞧，挺好的一个女孩，怎么检查写成这样？

还有洪泓不能不提，我和她第一次没怎么说话，就无意提起了日本电影《情书》，她惊喜地问我也知道呀！

她们给我看了之前运动会的录像，我呢？则给她们看电脑里的照片，我给小云的那些诗歌文章。她们四个人凑在电脑跟前，瞪着眼睛看，我在旁边也学习一下中日友好医院时的安宁，一个劲照相，照出了不同的、生动的风采。

第一次见面是短暂的，10 月 18 日，周一，我进了西苑医院，找地方加了个床。第二天又做了第二次骨穿，然后就是无穷无尽的药物治疗，但结果没有起色，倒恶化不少。一日正在打点滴，妈妈回家拿午饭，回来的时候手里拿着厚厚的一封封信，让我直看了一中午，这信正是那洪泓写来的。对着一封接一封的信，我茫然不知所措，可真看进去，又觉得看不够。按张爱玲的话说，就是：才抬头已经完了更使人低回不已。让鲁迅说，他会说：大约这些的确看不够，或者竟是太少了。

翻开第一页，她是这样写的：

"子尤：正在上课，忽而想写些话给你。我是个做事情历来坚持不下去的人，今天突然想改变，想每天给你写一些话，一周寄给你一次，如果我做不到，你可以催促我。

卓卓画了绝好的画，也一并寄与你。

前日去看你，有感你的好，就触及了我的劣。觉悟自己是个对周遭没有什么好作用的物事。这种悲哀使我欲及涕下而又不能，于是只好奋起改变。"

越往后看，她写得越神采飞扬，让我只得不断感叹：女生可畏！之前对她的介绍就是文学才女，我后来上网一查，在她们班级主页上还专门有洪泓的作品集，这个女孩不一般，我可得小心谨慎，慎重对待。现在，我就要叫她泓了。

之后我们就开始了通信，泓在学校住宿，每天一封信，一周寄一次，我则是一周回一封。同时，我又收到了一个大大的信封，里面有安宁的一封信，一开始就说：

"和你见面的这三次以来，也并没有与你多说什么。若你说你讷于言，那我和你境况应该差不多吧。那天我只是不知道如何一个人去看望你，于是我便拉着她们几个陪我去。我其实并没有意识到这意味着什么。我从未发现我亲爱的同学会这样地热情，我太久没有意识到人也可以活得如此真实，有血性。……当天晚上，天卓翻出她家所有资料，为了找提升血小板的方法。

第二天，洪泓向我要你家地址。洪泓是个可有才气的女孩儿了，说什么都头头是道。班里几乎所有文学工作都她负责，在网上她也有不少作品，高一的英语剧多亏了她。

第三天，丛雨薇读着你的作品集不放手。"

四中高二一班的同学们集体签名在一张纸上，他们还每人捐一毛钱，都夹在一个精心制作的蓝色小夹子里，据说这也是有含义的。这些东西都伴随着安宁美丽的信在大信封里静静地等着我。

回过头整理，泓的信已经很是壮观，看着每页的开头都有一个亲切呼唤——子尤，真是温馨。就像我给她回的信里说的：

"我惊讶于你的开阔，有种哥伦布发现新大陆的欣喜，或许自己是井底蛙，没见过世面，不能想象青春有这样如火如荼的热烈，却又有遍地的轻巧活泼。"

通过她们，我看见一种新的生活，一种我梦寐已久的生活，我以前没有接触到的生活，这些从泓的信里也能看出。

泓也非常懂电影，她在学校上着电影选修课。电影选修课！这是我做梦梦想的课程。随手翻翻信，在她的东拉西扯中，我看到她们合唱队又开始风风火火地活动，大家一起唱 I Believe；泓某天中午在地下教室上自习，有人在外面弹琴，几个孩子和着唱："长亭外，古道边……"她坐在地上看书，就仿佛坐在白日里的草坪上；体育课上大家玩叫号，跑得她热死了，脱得只剩下单衣还在继续奔跑；游泳课上的嬉戏胡闹；她对金海心歌的想法；在和台湾学生联欢时，她作为主持人脱口而出了一句"中台"，为此懊恼几天，哭得眼睛肿了。

多好的女孩呀！爱生活的人最美。难得听见别人对我的诗的评价，且看她怎么说：

"今天看了你的诗，不知道你以为如何，我是最喜欢你给小云的那首。你是一棵参天树，这一首与其余的相比显得成熟，真实而又足够跳跃。我最喜欢的一句是'或者，我是个无名的邮递员。每天早上只为看你接信时睡眼发困'，还有那句'忘记我，我们从未相逢'，我看到那一句时心中充满了无限的依恋与不舍，还有那一句'但看看我，再看我一眼呀'，真是触动了我的心，让我觉得千回百转。"

嗨！反正表扬我的话我都喜欢，有时从信中我还会看到她的喃喃，她期望与男朋友旅行欧洲，忘了说，泓同时和两个男朋友关系很好：

"我希望那里有高大的稻草垛和它的夜空，我要躺在上面睡觉看星星。"

多浪漫！好了，忽略其他的信，直奔重点。新年时她来信讲了她班里热闹的新年联欢会和夜晚的疯狂舞会，哎！这是何等气派。**四中是中西教育理念的结合，有"硬"试一套也有软试一套，可谓软硬兼施。想想我们学校，什么时间都得穿校服，那哪儿叫校服，是孝服，开联欢会也得穿，有种开追悼会的感觉。**

然后，她就讲了自己和男朋友夜不归宿的经历，看得我刚长的头发差点倒抽回去。且看她是怎么想的：

"人一生，成年前，一次夜不归宿的冒险都没有，就太逊了。基于这种宏观的理论我们尽量不让自己的少年时代太寂寥，太落寞，太平淡，太了无生趣。后来折腾了一夜我重感冒，嗓子也哑了，不过我认为值得。包括和我关系不错的语文老师也说：'注意安全——挺好的，很值得。'"

　　她的思想跟我很吻合，但过去在学校里我虽然努力追求摸索，对这种事却是想也想不到的。感谢肿瘤，能让我有这样的机会接触，不然我们永远只能是两条永不相接的轨道，你走你的，我走我的。堂堂九尺男儿钊子趴在书桌前写作业吐血的情景又浮现在我脑海。

　　接下来的经历她描述得绘声绘色，泓见识多，随便什么事情她也是信手拈来，看起来我也是兴奋激动，非常喜欢，甚至能感受夜色中风吹衣裳的美丽。泓这样忙忙碌碌，无所不看，无所不享，世间声色都被她取尽了。

　　我给她的信也从稚嫩慢慢娴熟起来，这是进步。从里面能看出我的所思所想：

　　"闲时读一套历史上的女作家的随笔文丛，很佩服，太强了！看到过去的（18世纪、19世纪）上流社会的妇女们聊天玩牌玩倦了，就设文艺沙龙，请一些学者名流来，人称'蓝袜社'，'蓝袜社'成了女才子们的雅号，对此我很受启发，干脆以后叫你'泓袜子'得了。你也该办一个类似'蓝袜社'那样的团体。不过你实在忙得不可开交，唉！可怜！"

　　给四中同学的信中，一般我会先介绍病情，一封封看下来就像一步步拼接石子路一样。若是这样美好的通信能长久就好了，**时光就是这样无声地从笔底淌过，连想喝住再看一眼都不行：**

"胡乱吃了一堆治白血病什么病的药，吃得我死去活来，举步艰难，吃饭没胃口。直喘粗气，奄奄一息。现在你要是再看见我肯定认不出我了。这些药吃得我体内什么都乱了。一到晚上就变身，满身过敏，要不是腿有你八条腿加一块那么粗，要不是手肿，又红又肿，都能上嘴吃了，五个指头鼓得没地方放，在一块都排不下，没脸见人！我兴奋地找照相机照下来，你什么时候来看吧！"

说到忙，还有这么个故事。我在医院给泓发过一个短信，问她怎么样。她回信说，忙呀！我联想到钊子他们的刻苦场景，就同情地说："学习很忙吧！"她回信说："忙呀！今天有个话剧得排，合唱队的事情还没解决，还有录像的事情……"我听了，心想，白同情你了，我要是能那样就高兴死了。

这些信我都仔细保存，放在一个大盒子里。从此，"四中女生"成为一个深含寓意的词语，被小心使用。这让人想起福尔摩斯侦探傲绩不断，最后却败在一个美丽女人手下。从此他要是称呼她，就会意味深长地说——"那女人。"

信中的她们与见面时的她们是很不一样的。见了面，我反而会陌生起来。第二次聚会，天卓见了我就说："觉没觉得我胖了？"

　　果然，她因为贪吃，不仅吃属于自己的饭，还抢别人的饭，最终明显胖起来。一来我家，她见着东西就吃，我又趁机照了好多她"贪婪"的照片。而且她到这时才露出了本来面目，一个"糊涂虫"。展示一些有趣的照片，大家全轰笑完了，才见她眯着眼睛用怀疑的口气问："怎么了？"又糊涂又贪吃，那要成

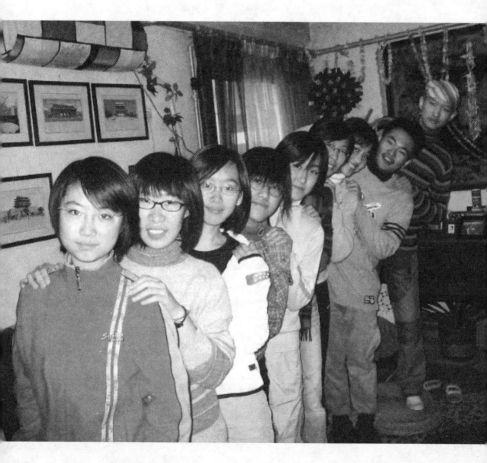

加菲猫了！

第二次来了八个人，七女一男，每个人都是深藏不露，身怀绝技。唱歌的唱到电台，古筝十级，一切都让我觉得更加新鲜。那天她们走后，晚上我就突然发作，也不知道哪里出了毛病，喘不过气。后来我给她们写信讲述这段经历，开头是这样写的：

"周六（11 月 13 日）你们来我确实是太高兴了。每个人都那么精彩，可我太不像一个周到的主人，把大家招待好，连几周来强忍着不吃的巧克力最后还是忘记给你们吃。我记不住新来的四个朋友的名字，虽然他们的印象深深刻在我脑海里。那个大个子男生我太喜欢了，他朗诵我的《大唐读书节目访谈》（顺便问一下我写得怎么样？）朗诵得太好了！他装尸体也装得太好了！我们班可没见过能和女生相处得如此融洽的男生。由此我对你们班的男生也有了一个大概的想象。

噢！还有她，她和她！我的回忆太多了以至于我恨不得用上脚趾头打字。我要感谢一切，八位访客让周六的下午变得天地增光。"

我曾在给泓的信中这样写：

"你信里一会儿一个 BF，我很落后，半天拼不出什么意思，后来搞懂是 boy friend，突然想到 butterfly 也可以简称 BF，不过也是，男朋友跟蝴蝶没什么区别，都爱在美丽的花儿前打转。"

这些花儿，让我在血小板低的危险日子里多了许多难忘。

安宁她们仿佛商量好了一样，生日都会扎堆过。先是安宁的生日到来，她在家里办了一个极其热闹的聚会，我当时身体又到了一个新的低谷，只好写首诗送给她，我还用一个在家里圣诞树前照的相片发给了她，祝她生日快乐。

诗该怎么写呢？我始终相信自己的诗才快枯竭了，不敢轻易写。我想起安宁给我最深刻的印象就是照相，还有她在我家沉静地弹古琴的样子，所以我诗是这样写的：

> 我在你的胶片上留下身影，
> 将一段开花的日子暂停。
> 你在我心上留下纸笔，
> 写出袅袅琴声的空灵。
>
> 不去谈魂牵梦萦，
> 不去把笑颜倾听。
> 你就藏在信的字句里，
> 享受着我阅读的安宁。

泓的生日紧随其后，我随手就写出了三句备用，后来觉得三句不够，就在一个晚上充实了一下。我用笔在贺卡上小心地这样写道：

我的泓：

新年刚过，春节将至。你也真会找过生日的时候。以你这性格，不庆祝到天崩地裂誓不罢休。我，"一介病夫"，除了动笔没别的本事，只好默默祝你快乐。

诗，原本只有一句。今天又添到圆满。你能不能猜出添的哪句？写这些文字时，心情是甜蜜而安静的。你的形象在眼前乱蹦乱跳。

我可爱、美丽、聪明的泓啊！去尽情享受生活吧！你在做的就是我心有余而力不足的，想做却做不了的。一种亮得刺眼的性情融化在你身上。

过几天是你的生日了。我写此文，配诗，送给你，请微笑回应。

子尤

捉迷

让我们来做一个游戏，
游戏的名字叫捉迷。
从起首的冒号到结尾，
走过热烈的字字句句。

纸面上低低的呼唤，

伴随每一次轻盈的记忆。

"你的好触及了我的劣"，

就这样开启尘封的叹息。

想起后海旁的漫步，

夜空下丝丝的寒意。

一支或喜或悲的笔，

绘出不凡的意义。

写完了满眼光怪陆离，

草草记下日期，

你在信的那头等我，

我在信的这头读你。

　　"你的好触及了我的劣"就是泓第一次给我写信时用的句子，其他的诗句都很好理解。我对祝贺生日原本还有更宏大的想法，比如运一箱子碎纸片到她们学校，碎纸片上写满她的名字，但现实和理想总归有差距。

　　每到这时候我都会联想我们学校的朋友们，他们为什么总是那副费劲的样子？是他们自己天生的"质量"问题，还是"厂家"的问题？我觉得还是学校在教育上有问题，搞得人惨兮兮。有一天，同住一个小区的同学阿峰来家里，他是被班里指派做通信员的，一进家门，他随口一句话，就是绝对地触目惊心，这更使我下定决心，准备做一个与朋友间的采访集。这次他送来的是璐璐的信，这让我很奇怪。因为很久没有和班里联系了，除了平时偶尔和钊子打个电话，听到的也是满耳朵愁怨。

来信是薄薄两小页，展开一看，里面竟有大半缕头发，吓得我大惊失色，以为璐璐学习学到崩溃，决意出家。后来才知道，是她考试做不出题，急得揪下来的，我真恨不得让她揪我的，只可惜我还是秃顶。

信一开头，她称我为沉默不言的幻想者，微笑示人的普通少年，我很喜欢。接下来的内容真应该让所有的家长老师好好看看，里面她记录了小云的一句话："我还是找卷子当我的男朋友吧！保证他天天不会离开我。"我看了，轻轻一笑，还是那个小云，那个"可恨"的小云。

"我真的真的真的不知道学习对我的意义何在？我学习的目的何在？甚至，我都想不明白我的意义何在，什么是'绚丽多彩'的生活。"

没有比这更值得人深思的发问了。我给她回了信：

"很高兴收到你的信，我躺在躺椅上来来回回看了许多遍，真可谓字字血、声声泪，我特别能理解。知道吗，天天从你们那儿了解学校魔鬼般训练，我觉得自己真的幸运。看看自己初一初二是怎么糊涂过来的，我就知道我要是上初三非哭死不可。我真的要比你们幸运。因为你们的艰苦漫漫征程是在黑夜中的，是看不见前途的，是异常寒冷的。

瞧瞧，谁比谁苦？你们被鞭子驱赶着，顶着十面压力地往前走，可怜呀！或许还能呻吟几声，发发牢骚，可完之后，还是得一步步前进呀！

你们不知道自己被赶到哪儿，不知道什么时候才能停下，你信中的思索和困惑恐怕只有我身处事外冷静品味才最懂得。引用我八九岁时的一句强诗：'不容易呀不容易，一天到晚直出气。'"

大家都在努力刻苦着，只有我左一张望右一张望。再往后就是圣诞节，我们把家布置得特别漂亮，那时周星驰的新片子又在放映，可怜的天儿是想看《功夫》却没工夫。圣诞节夜，天儿病了，不能来我家的聚会。她老是生病感冒。我们打电话聊天，正巧我北大附中高三的昕龙兄在（为什么每次重要的场合都有他在场），天儿声音沙哑而凄惨地说："问问他觉不觉得前途渺茫？"

我笑答："他还有五、六个月就知道自己渺茫不渺茫了。"

她回答："我现在就感到自己渺茫了。"

后来寒假的时候，天儿来电话，一开始就让我选择两件事情，说话说得前言不搭后语，听得我心想完了，天儿已经学傻了。最后才明白，她又必须得上补习班，可心里又很想去参加cosplay 的活动。寒假教育部发布禁补令，我心想这命令太不合时宜了，我周围的人都成什么样子了，不玩命补课行吗？我告诉她，还是自己心里掂量吧。她心里真是太痛苦了，那些班也是她主动要求上的。

新年的时候，其他学校都在开着新年联欢会，我班里同学正在伏案月考。考完，小云竟然非常主动地提出要来我家，我告诉她，她离家太远，恐怕时间不允许，她却也毫不在乎，带着璐璐前来，有种让人不能推辞的坚持。恰好钉子也来了，三个人一到门口，纷纷傻眼，因为中央电视台的摄像机都在对着他们。电视台要给我拍摄，所以全程跟踪，此时这么有意义的聚会，怎能错过。

只可惜我这三个朋友精神状态不好，钉子面对着全国 13 亿人民，除了躲闪摄像机镜头没干别的。大概因为刚考完试，他蓬头垢面，眼神涣散。我们几个人也没说多少话，当时我的身体非常差，刚刚血小板达到历史最低。我给他们看了自己小时候的录像，倒也珍贵而有趣，他们也是边笑边看。最后大家一起照相，四个人里除了我不像病人，其他人全像病人。璐璐面色苍白，钉子形容枯槁，小云无精打采，时光好像回到了石器时代。

我总是很会找一些关键的时候给朋友们群发短信，比如期末考试临近的时候和考试结果公布的时候。快考试时，我给大家发了一个："同胞们，如果你们还没考试考傻就请接受我暴风雨来临前的祝福吧！"

钉子回了一个："让暴风雨来得更猛烈些吧！"

之然则回信说："嘿嘿，我快考完了。"身在中加，她相对轻松。考完试我与她打电话，聊了许多，她满脑子流行时尚，最近正打算染头发。我支持，我一想留头发二想染头发，留长头发是没问题了，染发比较危险，我暂时不敢做。打电话时我在吃西瓜，之然便讲起她的同学为了保持淑女形象，吃西瓜不吐籽，我笑说，她胃里面可不淑女。当时我正准备做一个有意义的工作，采访数十位单亲家庭的孩子，做成一本书，表达我的思想——单亲家庭的孩子未必不快乐，不健康。我立刻想起了爱笑的之然，就跟她提了采访的要求。她愉快答应。

没过几天，她一头绿发地来到家里，我和她在妈妈的书房一起吃炸酱面。那天阴天，但更显出书房里陈设的古色古香。桌上的笔墨纸砚，靠墙的书山，屋顶的字画，一切都好像有生命，都像在倾听我与之然的谈话。谈话是生动活泼的，我用摄像机全程拍下，直到事后再看录像，才晓得意义之重大。也只有我这个时候，才有精力干这些事情。

之然最近正在学习画画，我告诉她，别人没时间当模特，我有时间。让她画我吧，把我的伤口画下来。

虽然是血液科的住院病人，身体允许的话，我还是会往家里跑。但这就像吸毒，回家一次就再也没心思呆在病房里，每次来医院测血都归心似箭。一日中午，妈妈的朋友们决定在医院门口的向阳屯吃饭聊天，据说还会带上她们的孩子。我和妈妈正好那天要去医院测血，结果不错，便直奔向阳屯与众人会合。到了那儿，进了一个事先订好的名为四好连队的单间，才发现自己是最先到的客人。这餐馆的布置实在太独特，太怀旧了，让人瞬间回到30年前，我和妈妈放下包就四处参观。

事先就听说董迎阿姨会带她的女儿王晶来，王晶在四中上高二，这消息让我感叹世界真小，上帝怎么把那么多四中的朋友和那么多高二的朋友介绍给我。

　　参观到餐馆门口，只见董迎阿姨迎面而来，后面紧跟着王晶，这突如其来的见面让我措手不及，一时竟还没缓过神来，连点应有的表示都没能说，只是一个劲点头。之后客人纷纷到齐，吃饭聊天开始。当天晚上，我写了一篇《王晶印象》给她：

　　"很冷的天，只有在餐桌上的热闹才能暖人，阿姨们聊得海阔天空，听见她们从各式同学说到同性恋，犹如年年岁岁的故事化进饭菜中，再咀嚼品味。王晶除了偶尔的笑，基本没说话。她的笑有种居高临下的意味，最是动人。她的目光在寻找摸索，好像对什么都有浓厚兴趣。当我们俩目光相接，仿佛我成了一本书，一幅画，被她优雅欣赏，让我只想仔细检查自身的错处，唯恐有什么不好被她发现。那眼里神奇的穿透力，似乎马上就要将我一览无余。光看这点，我只能认为，我是个笨拙的小弟弟，她是个从容的大姐姐。如此有趣地与她认识，真是幸运。坐在她旁边，可以看见她的侧面美丽，只可惜身边没有照相机，让我照下那浑身散发的对周遭事物的好奇。王晶，现在过了晚上7点，我费时近10分钟，终于沉重吃力地绘出了一个轻盈的你。"

　　如果这段文字是四号字的话，你们能看出"很高兴认识你"几个字整齐地一行在开头、一行在结尾地排列着。发过去没几分钟，王晶就回信了：

"曾经听过一些关于你的故事，也看过你的相片，欣赏过你的诗。不敢在你面前舞文弄墨，因为没有你那么好的驾驭文字的能力。

在见到你之前，幻想过生活中的你到底是什么样子的：一个沉默、忧郁、乐于并善于用文字表达的诗人。但我一直忘记了，你也是一个普通的男孩，一个仅比我小两岁的孩子——只是经历了更多。

第一眼看到你，觉得你比我想的更高大，更阳光，只是更瘦弱，甚至更多时候让我觉得自己是个妹妹。你给我的感觉和你的诗不太一样，没有那么多悲伤，但相同的是一种蓬勃向上的乐观的精神。虽然命运坎坷，但你没有抱怨，而是更积极地生活。不怎么说话，但乐于交流。最令我感动的，是你和妈妈的那种亲近，或者说是相互信任、相互依赖。患难见真情吧！那是一种我从没感受过的情感。如果你愿意的话，当然要在身体状况允许的情况下，也可以给我发邮件。我花费了更多的时间，只是说了我想说的话。

"Thank you for your article!"

我将看字的文章送给她，她又将看字的文章回馈给我。多么好的女孩，平实的文，平实的人。我们的交往刚刚开始。

有一点让我可惜，就是以上所有的这些女生都比我大，不仅年龄大，心也比我成熟，这应该是必然。我这么不懂事，再找比我小的女生就糟了。记得我给泓发短信，告诉她自己有了新邮箱，欢迎她来信。她回短信，说："傻孩子，你倒告诉我地址呀！"

这一个"傻孩子"，叫得亲切，她充当我大姐姐的身份就算定下来了。

我给大家写短信拜年，希望大家锻炼身体，以我为戒，并告诉他们自己情人节会给留有地址的朋友发一篇文章。卓卓回信说不要，会耽误事的。我故意问她：是说锻炼身体耽误事吗？我这儿有新得到的德国巧克力。她说："不是，是你情人节寄信耽误事，明白吗？还是孩子呀！"她似乎把我的电脑寄信想成了邮递员寄信。电脑寄信麻烦吗？我回信"愤怒"地告诉她："你才多大就说我是孩子？你不是刚过17岁生日吗？我快过16岁生日了，当然——是虚岁。"

最后得说说上海的怡颉。我2004年寒假情人节时写过一篇文章，叫《情人节，我给女生打电话》，就是讲我们俩的故事：

"某天吃晚饭，妈妈给我讲她新结识的上海朋友的女儿怡颉的故事。那个女孩兴趣广泛，学习不错，弹钢琴已经没法用级别衡量，据说长得还挺好看。但最重要的，她排演改编自鲁迅《药》的话剧，本应是撒纸钱的场面被她改成撒扑克牌。如此潇洒的改编让我吃不下饭，只想啸歌庆贺，当即写下诗作《寻觅》，边写边对妈妈说：'中国有救了！'

后来之间通信越来越多，而且也看到了怡颉的照片，直让我心潮澎湃，不时翻看。她的文学才华是我所不及的。寒假期间我们曾相约翻译一首英文诗 *I Had A Dream*，结果她文字之成熟洒脱令我自愧不如。

我的译诗是这样的：

I Had a Dream

One night I had a dream

暮色稠浓时，我有一个梦

I was walking along the beach with my Lord

在沙滩上徜徉，跟随我主

Across the sky flashed scenes from my life.

滑过云空我生命里光影闪耀的片段

For each scene I noticed two sets of footprints in the sand,

无论何处，我注意到沙滩上有两副足迹相伴如初

one belonging to me

一个属我

and the other to my Lord.

一个属主

When the last scene of my life shot before me

当生命的下一个时刻来临

I looked back at the footprints in the sand.

回身审视沙滩上的来路

There was only one set of footprints.

一线单一的足迹，变得孤独

I realized that this was at the lowest

and saddest times in my life.

在那最卑微哀痛的日子

This always bothered me.

它总扰得我心潮悲恸

and I questioned the Lord

而我怨诉主

about my dilemma.

为我的无助

"Lord, you told me when I decided to follow You,

"主啊，你允诺过当我坚定地跟随你

You would walk and talk with me all the way.

你愿伴找跋涉全途

But I'm aware that during the most trouble sometimes
of my life

但在这生命最困难的时刻

there is only one set of footprints.

为何此地空留足印一副

I don't understand why, when I needed You most, you leave me."

我那样需要你，你却情理全无。"

He whispered, "My precious, precious child,

他低语："亲爱我儿

I love you and will never leave you

我爱你且从未弃你不顾

never, ever during your times of trial and testings.

于你受到考验之时

When you saw only one set of footprints

那沙滩上孤独的脚步

It was then that I carried you."

是我正背着你，缓缓踏出。"

怡颉是那种非常阳光的女孩，谁看见她都会愿意与之交往的。她把自己的随笔发给我，里面有一篇叫《诱惑是什么》，将诱惑比喻成妖艳的玫瑰。我回信说，你的文章又何尝不是呢？又一次回信说，我已经被你这枝妖艳的玫瑰'诱惑'住了。"

她画的画当时就挂在我中日友好医院病房的墙上。电话中，我了解到了许多怡颉学校的趣事，她是个能惹出很多笑话的人。比如因为太爱睡觉，上课坐得笔直仍能闭眼睡觉且不倒，给老师以错觉。一日考作文，我这位好姐姐竟"安然"了半小时，其日作文题为学贵在有疑，她把"贵在"的"贵"理解成了"富贵"之意。又有一次，老师批评了班干部，说上梁不正下梁歪，同学们皆问老师，您是哪一根？

她高三，该为高考和选择大学忙碌了，我打电话向她询问进展，因为前些日子她报考上海戏剧学院，与我们讨论过面试该如何准备节目。一接电话她就先给我描述出一幅画的样子，让我帮忙起名字。说有一个精灵坐在一堆红花里，表情郁闷。我就起名：怡颉坐在花里伤心。她大笑，说是个男精灵。我就说：子尤坐在花里伤心。最后我们俩合力起了个"落花人憔悴"。

她皮肤白，我故意问她："喜欢皮肤黑皮肤白的？"她说喜欢黑皮肤男生，男生太白使人想起观世音菩萨。我又问她："喜欢眼睛大眼睛小的？"她说眼睛小的。她不喜欢陆毅那个类型的。我立刻说："恭喜你小姐，我就符合你的标准！我皮肤黑到做骨穿时一撩衣服医生都要吓一跳的地步。"

"女生会找和自己正相反的男生，"我分析，"那会让大家都很新鲜。"突然我想到大眼瞪小眼这句话，就忙说："所谓大眼瞪小眼就是这个意思，不然怎么没有大眼瞪大眼，小眼瞪小眼。"她每次听我滔滔不绝地说话总要笑，不知怎的，过去我对着女生是无话可说的。一年前我那次给她打电话，紧张和激动的我，语无伦次，走来走去，以至于裤子都掉了。

这一回我和怡颉通话时，深情地向她回忆："一年前的今天，我给你打电话，祝你节日快乐，并撰文一篇以示纪念。过了一个月零十天，我在学校发病。发病后的三个月零一天，我做了手术。手术后不到两个月，我因为血小板急速下降又陷入危险，至今仍是苦难重重。"简单几句，一年匆忙掠过。她听起来也觉得说法独特。

我这篇文章，原本已对外夸下海口，声称情人节发给朋友们，后来眼睁睁看着字数增加，却没完的意思，而我也如上满弦的发条，停不下来了。写到前几天的时候，我基本上有点像着魔，只知道在打字，不知道在打什么，春节爱看的节目也牺牲不少，妈妈几经劝阻而无果。今天是情人节第二天，我也没完全失言。写罢，望着窗外，凌晨开始下的雪仍在纷纷扬扬下着，满眼皆白，宛若仙境。

感谢你们，我亲爱的女生，在我生病的日子里，带给我这么多美好的回忆。

2005 年 2 月 15 日，情人节第二天，下午，完成全文，其时窗外大雪。

写在后面的话

　　这篇文章是我有史以来字数最长的作品。我尽量用轻松的笔调去写，连沉重也是如此化解。它是多面体，可以用多种角度、多种方法去读。**首先，它是一篇叙事故事，很真实，可以闲着没事儿时读完。其次，它描写了男生与女生的关系，我还侧面描写了马勃与钗子对小云的感情。再者，我结识的女生各不相同，她们有她们的生活，所以可以借此窥见社会的不同层面，如果逐一了解，会有史诗般的感觉。再有就是比较深刻的，她们与学校的关系，好的学校是怎么样？坏的学校能把学生逼到什么程度？而且，如果你想像历史学家那样从字里行间寻找线索的话，通过这篇文章，你们还能知道我珍惜什么，不在乎什么，什么是真正的痛，什么是真正的乐。**对不起我说了这么多，因为我总觉得读者看我的作品，体会得没我表达得那么深。于是我只好亲自说清楚，该体会到什么。之后，老实地将这奇妙的经历记录出来。写这篇文章也是在梳理我自己的记忆，我先去重新看了一遍生病以后照下来的照片，又仔细分析了一下我以前未曾想过的事情。我只是陈述，没有修饰，没有妄加点评。我回忆起了很多生病以前在学校的故事，也感叹不止。写作过程是轻松享受的过程。

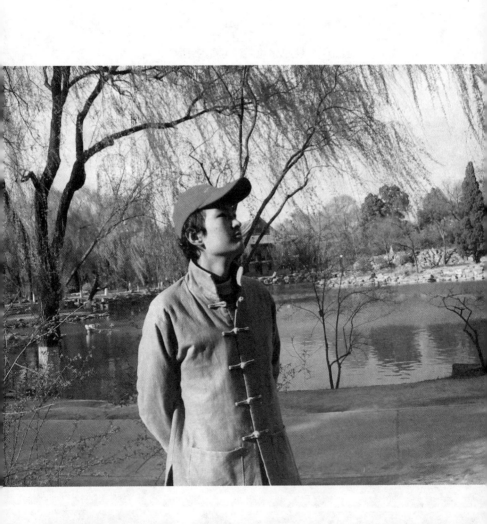

第 *2* 部　二〇〇五年

人说青春是红波浪，那就翻滚着绘出最美的一线

眼前只有柄孤独的桨，握在手中就是把战斗的剑

青春是属于我的，标记着我激情的一月一年

忘不了春色的五月五，用雨水编织成舟

别人让天空主宰自己的颜色，我用自己的颜色画天

每过完一天就翻过一页，每翻过一页又是新的一天

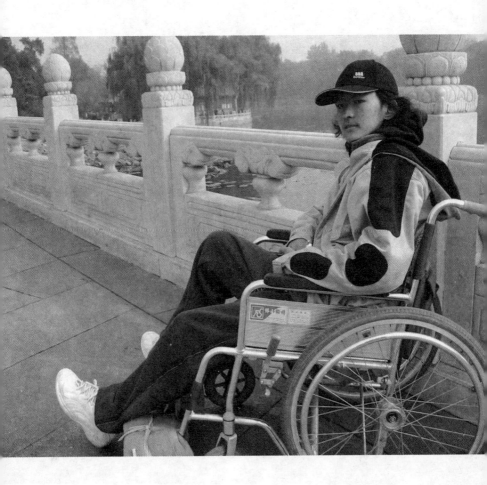

2005 年的情人节，我写成了《悠哉悠哉》，我很喜欢它。现在想起来很神奇，当时我怎么就想到写这么一个题材的作品。**我愿意称它为梦的形成，它是一个少年的梦，一个青春的梦，一个人生的梦。根本不应该有病人和健康人之分，大不了只有个生没生病的区别就可以了。因为人都会生病，住院，还会病好。**我展现了一个普通的初中生，一个原本健康的初中生，如何突然进入了医院，从此被隔离在了另一个世界，经历着非凡的旅程。与朋友交往，是他旁观周围世界的纽带。**如今，又是一年到头了，人生在走，梦在继续，有些人离去，有些人前行，我也到了再次梳理的时候了。**上次的故事里，我因为时时有胸头大患，后来又血小板降低，所以言谈行动之间，要很谨慎小心。但至少舞台缤纷一些，多样之极，医院换了四家，在各地奔波。而这次故事主要发生在校医院那狭小的病房里，而且主人公，也就是我，更加深刻体会到血小板降低之苦。我是一直躺在床上或者坐在轮椅上演的这场戏，舞台不变，且小，举手投足，较去年那般更是不如。可戏还是有的，而且是好的，每天都有新戏，多到写不过来，这次舞台固定，颇有些实验味道。由此我下定决心，以后每年情人节我就写一篇《悠哉悠哉》。**如果《悠哉悠哉（一）》算是梦的形成，那么我这次要写的是梦的继续，它不会像第一次那样新鲜，而是有了些许破灭的味道，生活丑恶的光影射了进来，让我们有些眼晕。但也有新的美丽诞生，去填补一些苍凉的缺口。**

人说青春是红波浪，那就翻滚着绘出最美的一线

如今回想起来，我都要忘了这一年我干某些事情的日期，因为去年经历的脉络是清晰的，而今年种种事情都叠加在一起，我的幻想，我的病痛，与浪漫交织在一起，在点滴瓶下，在白色的病床床单里，在医生的白大褂上，飞扬又飞扬。

还好，还有日记，我就这么随便粗心潦草地记着，一眨眼已经记了一年了！多么丰盛。于是，我就在每天只记的那几个字里寻找着过去，这时记忆才稍微明朗了一些……

就在《悠哉悠哉》那篇文章写完没几天，我依然在西苑医院和家之间来回奔波，忍受着扎指血静脉血之痛。如果结果很低，低过我们的心理防线，我就强烈要求再扎，直到把指头扎成马蜂窝，扎出我满意的结果为止。如果打死都扎不出来，就

只好躺在病床上等着输血，但我是怎么着都不愿意住在医院里的，我喜欢回家。但也有住在医院的经历。我们心里的那道防线也在不断退后，原来是希望上15000，后来是上了10000就行，后来是5000，终于在2月那天，我们测出了0，我老实地坐在床上等待输血，妈妈的内心做出了一个决定——出院。我妈妈的想法就是和别人不一样！也只有这样她才能一直救我。要是换作别人，测出0，就该接受一切西药治疗，即使让出院也要抱着床打死都不出，可我妈妈决定出院等待。当然，为了在紧急时刻可以输血什么的，我们准备入住北大校医院，只接受中医治疗，校园的环境好，我们要是可以漫游未名湖，对恢复健康也是很有好处。这个血完了还有雪。北风如刀，满地冰霜。2004年的冬天，我们就这样踩着雪花前行着。妈妈曾在那时写了一首诗，其中一句是"雪化吾儿康复"。不知能不能成真。

应该说一下文中人物对于此文的态度，基本的态度是没什么大态度。我们将文章发给朋友朱正琳伯伯。他马上回信，信是这样写的：

"子尤：今天很仔细地把你的文章一个字一个字地读了一遍（前天只是匆匆浏览），觉得非常精彩。精彩到什么程度呢？精彩到我突然有点不好意思把我的文字发给你了……**我要谢谢你，让我读到这么年青（不是年轻！）的文字，读到这么深湛的青春……不瞒你说，读你这篇文章，有好几次我的眼泪夺眶而出……要知道，这眼泪跟同情爱怜沧桑感之类的情绪完全不**

搭界！只说一点你就明白了，我最冲动想哭的是在读'四中女生'那一节时……总而言之，这一回我眼里涌上的不是老泪，倒好像又回到我年青（不是年轻！）时光。"

这是我听过最动情的描述，于是我又跟"把人家搞哭了"的"四中女生"联系了一下，泓来信：

"一鸣，我们班长，学生会主席，看了你的《悠哉悠哉》，感叹自己像行尸走肉一样。哎哎，你的青春也是汪洋恣肆，哼哼，和你的笔一样。"

她又写她的两个男朋友去上海比赛，她看着他们由出楼到上车的全过程。"阳光灿烂，特凄凉。唉唉唉生活呀。"她又问，"对了你啥血型啊？要是O型，我还乐意献血给你呢，对你有好处对我的皮肤也有益。"

不知道为什么最近她经常感慨，连电脑关机时桌面逐渐由彩色变成黑白都要伤感一回，"我看着那个过程觉得非常绝望。就仿佛自己已经风烛残年。天啊……幸好我现在才17岁。"

我是不是应该说，幸好我现在才14岁？

怡颉和她的妈妈倒是很激动，在抢着电话轮流发表意见，让人几乎分不清哪个是妈妈，哪个是女儿，怡颉对于只给她那么点"戏份"不太满意。那天晚上，我躺在床上，在黑暗中，与她通了很长时间电话。但见窗外，明月如霜，照在我心里。

后来她报考上海戏剧学院，面对考官准备节目时想讲我的故事，发病前，我曾经和她一人翻译一首 *I Had A Dream*，这次她将两个译文合在一起朗诵。她还想唱首《蓝花花》，电话里她给我唱了。

这件事的后遗症就是，后来我一跟她打电话就对她唱："蓝花花，那个蓝花花！"

一日，可能是和璐璐还是钊子联系，突然得知小云从她那"遥远的家"——也就是建国门，到离我家非常近的芙蓉里这儿租了个房子。我知道后有点兴奋，不顾我曾说我痛恨短信不发短信的想法，给小云发了个短信，是这样的：**"建国门外冬风去，芙蓉里面春花来。"**

现在想起来，我真"佩服"我自己，因为我已经"浪漫"到细枝末节了，不仅在送东西、写文章、打电话、穿衣服、说话这些事情上古怪创新，在短信上也下功夫。**这个短信很有意思，"建国门"可以是一个词，"门外"也可以是一个词，"芙蓉里"是一个词，"里面"也可以是一个词。那时正值冬去春来之时，不知是我把小云当成了春花，还是我把这个短信当成了春花，反正我就给发过去了。**

小云不久回信，大意因为快中考了她就搬得离学校近一些，之前好多人都这样做了。我看完回信，默默地不说话，和妈妈出门在小区里散步，脚踩在雪上"哗哗"地出声，像一个人在嚼萝卜。

不知怎么，想起 2004 年年末的时候，我坐在马桶上，战战兢兢地跟小云通短信，我笑写道："现在有没有男生喜欢你了呀？"她说："没有。"我写："你说没有男生喜欢，可有男生喜欢呀。"小云回信："哦，我也不太清楚，那你帮我调查一下吧。"

2005年2月27日，也就是我给她发完"春花"的几天以后，我们俩打了个电话，忘了是谁主动打的。作为当事人，我当然应该让她欣赏一下我的《悠哉悠哉》，所以在此之前我已经让她给我她的邮箱，并将文章给她发过去。我说："评价一下我的文章吧！"

她说："挺不错。"

"你就不能多说几个字吗？"

她说："确实挺不错。"

我说："我们正在举办'女生评女生'有奖竞猜活动，想选小云请按1号键，选天儿请按2号键……"她笑了半天，想了半天也想不出来，我无奈地说："谁也不想选，请按 # 号键。"

我还是想知道她对文章的看法，她怎么也说不出来。我说："你总应该有感觉吧！是特别有感觉还是稍微有感觉？"最后我只得说："你总该没感觉吧！"

之后，我们就学校的学习问题进行了亲切而友好的会谈，堂堂超级无敌学习强的小云说她没做完化学寒假作业，老师给她发条批评。我告诉她，我想主持一个娱乐节目，搭档必须是一个有才的女生。我说："你肯定不行。"

……

我躺在床上，继续慢悠悠地笑着说话："到时候要捐骨髓，你的合适就由你捐我吧！那样该多轰动多感动，你以后什么事情都不用干，就与我一同跨入 21 世纪历史伟人的行列。"

这时，我想起璐璐给我的那封信里记录的小云的一句话："我还是找卷子当我的男朋友吧！保证他天天不会离开我。"于是我说："你的那个男朋友的比喻真好！"她一时没想起来，问："哪个男朋友？"我笑说："你还有几个男朋友？！你的男朋友得专门编成书，从 A 到 Z 编排这样好查。"

她又开始笑了。我说："我就要住北大校医院了，你来看我吧。"

她绵绵地笑说："得看那天考试怎么样。考得好就来，考不好就没情绪来了。"

"没事，考不好也来，"接着我脱口而出，"我这儿有足够的餐巾纸，擦干你的眼泪。我这儿有一副伶牙利齿，打开你的心扉。"

最后我说："再过十年，要是咱们偶然遇见不敢相认就对暗号，我说，你妈在看电视吗？"

她马上机智地回答："我说，我爸出差了。"

于是，两个人都会心一笑。

这个典故我在《悠哉悠哉》里忘写了。当时化疗的时候，每次打电话我都会问她，你的父母在干什么？她每次都会回答她妈妈在看电视，她爸爸出差了，我觉得她们家的气氛太严肃，所以每次提到她父母，我都会说："你那万恶的旧家庭。"而她也不会生气，笑着应和。

……

就这样，我们这个电话打了一个多小时，我不记得是否在临挂前还说那么多的话。我有时候挺佩服自己的（我怎么又开始佩服自己了），**我和小云从来都保持着笑笑的、优雅的状态，无论见面，无论电话，我们都是若无其事地打趣，走钢丝犹如走平地一般，好像什么都没发生过，天色一直这般晴朗，即使在刀山上走路都像散步。** 估计她把我左胳膊剁了，我都用右胳膊捡起来，然后满身是血地接着和她说笑话。正因为这样，她是我最敢放肆说话的对象，对她，什么"污蔑"的话都可以扔过去，因为和对着空气或白墙说话没什么区别。

打完电话后，我在那天的日记上记下：我和小云已经是朋友了。

虽然我们这对朋友，后来就再没打过电话。

眼前只有柄孤独的桨，握在手中就是把战斗的剑

这时，我发现我的腿磕青了一块，慢慢还凝结成了一个紫疙瘩。我没太在意，到西苑医院让大夫看，大夫也说没事。

在去校医院的前几天，我又结识了琬儿。不应该说结识，因为我之前就见过她，她妈妈是我妈妈的老朋友。在一次哲学家的聚会上，我和她碰到，那时我上小学，她更小，低我两个年级，我和她玩得很来劲，几个小朋友玩审犯人。当然我是犯人，我自编台词，只承认自己偷了一个臭袜子，反正逗得她们狂笑

不止，使得大人们感叹，还是哲学家的孩子玩得到一起。但其实她的样子在我脑海里，已不是那样明朗了。这次，当她和她妈妈来的时候，我从屋里走出来一看，吓了一跳，她真是女大十八变，越变个儿越高。当然，我不是说她不好看。她非常好看。

琬儿像是天生长了一副笑脸，浑身都荡漾着笑意。我和她在电视前玩起游戏机，我对于童年所接触的东西都有深刻的感情，所以我其实是个很怀旧的人，虽然我可能还没那么多旧可怀。她让我玩，她看着，我们边玩她边乐，最后她来劲得已经挪不动步了，她妈妈叫都叫不走。

走后不久，她就发来一封信：

柳阿姨：

您好！我从网上下载了一些关于血小板的资料给您。

琬儿

听到我又要住院了，她很惊讶，写："柳阿姨，难道没有什么补救的方法吗？我妈妈说可以从与他的血的类型完全一样的人的骨骼里抽点骨髓就能再自生血小板，为什么不试试呢？子尤哥哥是什么血型的呀？"

然后就该去北大校医院住了。当时我没想到一住就在那儿不动窝地住了 8 个月，离开它的前一天晚上，我还行动自如地从架子上取下伍迪·埃伦的电影看，看到很晚，而如今呢？我记得 2 月 28 日离开家去校医院的每一个情景，装行李，上车，直到医院。那是在冬天的尾巴上，校医院外的树是枯的。

去的那天早上还得是空着肚子，不能吃喝，为了抽血化验。

到校医院的那天晚上，期盼已久的奥斯卡颁奖晚会开播，我兴奋地看了会儿。记得去年看它的时候，我还没生病呢，在第二天要上学的情况下妈妈允许我看到很晚。到医院的第二天，

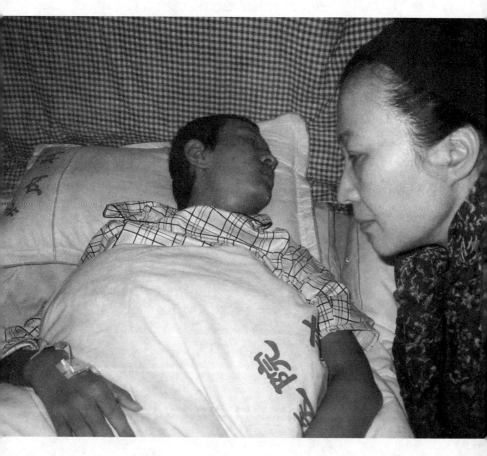

天降一场大雪。又过了一天，我和妈妈去书店买书。总之，日子过得不错。但这时，我腿上的那淤块越来越大，情况似乎有点不好了，我还在乐观地说："没事！"但不久我也意识到事情不太好。那天的日记上写着："早起抽血，我妈去配型。医院下病危。"

当时下病危通知书让我妈签字时，我妈毫不犹豫就签了，对方说："你是不是因为签得太多都习惯了？还是看一下吧。"那天输血，晚上浑身痒得受不了，一晚上没睡。

第二天，西苑医院当时主管我们的大夫，也是朋友，到北大讲堂去看电影，顺便到医院来，我们请她看我的腿。她觉得有点感染，接着提出了治疗的方案。

从这儿起，我隔8个小时输消炎药，隔天输血小板，每天输丙球，每天扎针的日子又开始了。大家的心都揪在腿上了。院长每天来看一下，然后面色凝重地说："又大了。"打点滴要打到很晚，妈妈在旁边陪着，就像化疗时一样。妈妈自拍她和睡着的我，结果发现自己有很深的眼袋了，非常感慨，来客人要给他们看，我说："不用找照片，直接看你不成了！"

又一天，钊子的爸妈来送烤鸭，当时我正在打点滴，还没吃呢就又开始流鼻血。不过有个好事，下午，曾经在我化疗时为我唱歌的布仁叔叔和他的乌日娜阿姨，还有女儿诺尔曼来了，来的还有丹云阿姨、安宁和她妈妈。知道他们要来，妈妈还给天儿和她妈打电话，因为太想让人听听这美好的歌声了。而两位剧中人物也碰到了一起，天儿看看安宁，安宁看看天儿，互报学校时，安宁说是四中的，天儿"哦"了一声。

点滴日子继续。为了不老扎，就改成埋一个管，要输液的时候接上就成了，但为它我也很痛苦，连打字手指头都不敢动得太大，就跟走钢丝还得拿一袋子东西似的。吃饭谨慎，睡觉谨慎，终于有一天，我央求拔了得了，之后手轻松得我都要唱歌，恨不得找个钢琴来弹弹。

有时我们看着腿变得挺好，颜色暗下去了，就赶紧叫大夫来看，中途我上了个厕所，一转头的工夫再看，就变坏了。那时我们还不知道一走路血就会冲下去的道理。从这儿开始，我们就躺着养腿了，等它好了再下地。也就是说，是我们主动选择了不走光躺着的方针，而非病得走不动路了，当然后来媒体宣传的我坐着轮椅的照片本身就富有"身残志坚"的寓意。但这中间有一个难题，就是不走的结果是我快不会走了，腿上的肌肉也逐渐变少。这让我们犯难，走也不成，不走也不成。

校医院经常会找各个医院的人来会诊，比如人民医院血液科的大夫来看，进来就用手扒开我的嘴，问："牙龈哪儿出血了？"我们说已经不出了。他就将手从嘴里拿开，妈妈看了于心不忍，之后看他一直想找东西擦手。回来妈妈问我手扒开嘴什么感觉，我说："有点咸。"

妈妈的朋友梁晶阿姨来看我，带来了她在北大上学的儿子给我写的一封信，信写得悲痛不已。我想，到时候一定要以最阳光的精神面貌展示给他，让他看病人也可以活得特来劲，因为他准备来看我。梁晶阿姨一直触动于我给小云写的诗，当时听完就问："她什么感觉呀？什么感觉呀？"这次她来，竟主动给我讲起她当年的一段未了情。

我的生日快来了，所以我每天打点滴以外的工作就是赶14岁未完成的稿子。之后我突然开始没原因地发烧，烧得头不能动，难受。结果恰巧那一天梁晶阿姨的儿子来了。我笑着说："我本想批评你的信的悲观，以精神的面貌迎接你，但看来不成了。"

第二天上午又不烧了，我遗憾得捶胸顿足，于是顺便把《14岁作品集》的序言给写了，下午又开始烧，普遍都是37度7。头部的反应很明显，而这又是最让我们担心的，生怕颅内出血。

又过了一天，早上醒来我说嗓子有点不对劲，妈妈问："不对劲是什么意思？是疼吗？"因为疼就是感冒了。我不肯承认，一会儿刚一起床，只见鼻血就从我鼻子里喷出来，原来刚才是倒流进嗓子的感觉。这次流得有点厉害，我后来形容是"止不住地狂流"。大夫护士都吓坏了，确实一个没有血小板的人在出血有点恐怖。护士赶紧拿来纱布沾上药水往我鼻子里捅，那边又在紧急向血液中心约血。我躺在床上，一动不敢动，中午趁机又看了奥斯卡重播，因为上次太晚了没看完。下午陈茜妈、一豪妈送吃的，就像一年前的这会儿在中日一样。

陈茜晚上在附近练跆拳道，练完和她的同学也是"拳友"郭棣一起穿着道服来看我，我都不知道黑夜中路人看见得吓成什么样，得以为她们是去执行任务……我现在都不知道她已经练到什么带了，估计不仅是黑带，得七个色揉在一起的带了，跟彩虹一个色。

女生要是高就会显得比相同高度的男生还高。郭棣1米76，站在我床前我得仰视。这时我的床上正好铺满了《子尤14岁作品集》的稿纸。每年生日总结上一年的作品不是多年的传统嘛，早年，我们就用打印机打出来一本，后来复印成五本十本。妈妈说，这回印得精美些，印得多一些。于是我们就请梁晶工作室帮忙印。而现在我们要再审订一遍，才惊喜地发现14岁一年写了14万字。生日就要来了，书就要去印了。郭棣是郭敬明作品的热爱者，她禁不住感叹："《幻城》写得真是好，后来的作品有点商业了。"陈茜为我的作品说话。**小时候的友谊是可以保持一辈子的，因为它代表了人一生中最无瑕的时光，而且小时候的事大了再看觉得很小，但它就是重要。即使一个馒头，都可能影响人一生。**

陈茜来的那天下午，我又开始发烧，我已经烧得算不清这是第几天发烧了。那天，还有一个事，钊子来电话倾诉烦恼，跟学习有关，跟感情有关。我鼻子里塞着纱布跟一个象鼻子一样地跟他说话。

第二天，这发烧也不保持规律，这次改成早上醒来就是38度了，而且从这儿开始就一直38度，也没有别的感冒症状，就是一直头疼。这极度困扰我，连起床上厕所都要费很大的力气，妈妈买了个便盆，但我"誓死不从"。

往年的作品集都是我父母写序，比如13岁的作品集，是我化疗时，妈妈得空回家赶忙写出来的，这次我写一个序言吧。

我在一个大本上，随手写下：

这是一本非常精彩、有趣的作品集，里面详细记录了我 14 岁的所思所想。这一年，有两个词汇是布满我思绪的每个角落的，即疾病与女生。疾病代表着苦难，女生预示着希望。身在病房我与疾病为伴，享受不尽；和女生一起，则初尝思念的滋味。

一年来经历惊心动魄，这是外人看到的情景。我要做的只是冷静面对，张开双臂迎接每一天。在疾病之神不停地将死亡的烟花爆炸在我头顶时，我却每日高歌着女生的名字。

我这一年所有的自由诗都是为她们写的，也算是一个时期的记录。独自一人躺在床上，我可以阅读自己的心灵。直面自己，世界好像只为我一人存在。我学会了夸自己、欣赏自己。每个人都应该有一段在医院躺着的日子。**身体是沉静的，安详的；思绪是飞扬的，澎湃的。我有无数的构想，我有无数的打算，我有无数的朋友，我有无数的亲人，我拥有无数的爱，我爱着无数的人，我还有无数的路要走。**

青春，我向你宣战！

感谢所有爱着我的人，尤其是我妈妈。

青春是属于我的，标记着我激情的一月一年

这期间琬儿经常会来信，写信的时间大概是这样："再告诉你一个消息，我现在学校，这是计算机课，我的作业做完了，可以上网！刺激吧？”

　　她是真希望我血小板能升呀！我们有一次聊过写诗，她说：
“说起来真惭愧，我从未想过要写诗。只有一首散文诗，还不被
我妈妈认同，说不能登大雅之堂，更不能给你看了。很悲哀吧？”

　　我将自己写的诗给她看，她写：“我要晕，写得真是太棒
了！我终于明白什么叫相形见绌了！嗯～我要好好把它收藏起

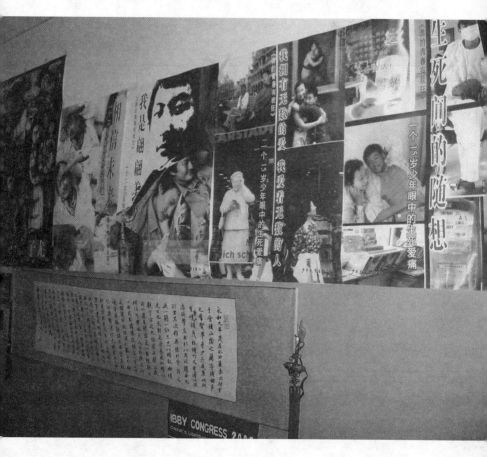

来～～"

后来她的电话也逐渐越打越多，我们聊得很来劲。大概痛并快乐着的日子就是这样的意思。我跟她说："我的腿不好，所以非常谨慎，我跟你保证，腿没好之前打死都不下床——当然打死了也下不了床。"

还有一个应该说的事情，是上海少儿出版社准备给我出一本书。一开始是准备只出影评，后来随着对我们的认识逐渐深入，想法也在不断完善，最终决定给我出个文集，由8岁作品起到现在精选一些。我们得知书6月份出，当时的心情是什么我现在都有点忘了，应该还是高兴吧，因为虽然我一直写，但从来没有成为公开出版物过，第一次出就出了个书，挺幸运。选哪些作品？这又很复杂。出版社将他们选的作品目录发过来，我看着腿上淤块差不多好了，就坐到椅子上给他们回信，表示有些作品实在拿不出手，我根本不敢看。结果，回床我们突然发现膝盖又出了一块紫！

我的15岁生日来了，全家人一起在病房庆祝，吃烤鸭，我的小绒毛卷头发上顶着个"小王冠"。少儿社也送了个礼物，非常珍贵，那就是一幅大海报，上面是我年轻的美术编辑画的一幅画，他有一个特点就是把所有的男孩子都画成自己的模样，于是我从中可以想象他是什么样了。海报上还印了我的《相信未来》。这幅画我们看了一上午没太看明白画了什么，看明白后又不知道是什么主题，我看见一个老人在抽烟就说："是不是防止癌症的？"

　　全家人其实是在 4 月 9 日庆祝的，4 月 10 日，天儿上课之余来病房陪我吃了顿饭。因为我给她讲过自己天天输血，还咽鼻血的事，她说："我给你起了个名字，叫吸血蝙蝠。"她说老师留了个作文作业，我说我来做吧，我特想做作业。作文题目是，苏东坡和佛印散步。佛印说我觉得你是佛，苏回答我觉得你是

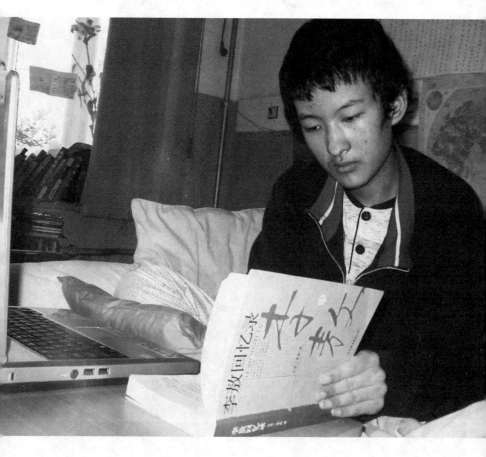

牛粪。怎么解释？苏小妹说，心中有牛粪就说牛粪，心中有佛则说佛。由此来发表一下自己的感慨。

我一听，想这有什么可写的？总不能悬在空中写虚无缥缈吧。我就说："你联系一下实际，老师讲课满口喷粪因为他心中有粪，你则是佛。"天儿说不行，干脆还是她自己当牛粪得了。

我问天儿："你还有时间读闲书吗？"

她说："睡觉前可以看一会儿。"

我说："这就不错了。我的同学们比你看书还要晚一些。"

"什么时候？"

"睡着了以后做梦看书。"

4月10日那天，下午，安宁带着"四中女生"自己亲手做的蛋糕来了，我和她一起品味。这从后来我给泓的信里能看出：

"生日那天，吃了安宁送的蛋糕，除了太甜没什么缺点。好吃极了。"

我在信中还回顾了自己的病：

"住进校医院到现在近二个月，没一天歇过。一开始，就为我腿上碗大的淤肿（大碗）忙了数日，点滴消炎，痛苦！

烧了快一个月，时好时坏，我走路功能丧失，胃疼，头疼，牙出血，鼻出血，两手烂。四官全废，只有二目能看；六窍流血，外加一窍不通。

我看书，《李敖回忆录》、《北京法源寺》、《李敖快意恩仇录》、《天使与魔鬼》，还有自己的《子尤14岁作品集》。我看电视，你最喜欢的大胡子张菲主持的《综艺大哥大》乃每周必看。我看电影，庆贺生日看了《荆轲刺秦王》，我认为该改编成话剧，咱俩演吧！还有 *Meet the Focker*，有趣！

我现在正在批注《悠哉悠哉》，希望以后还有你的意见。我称此为'尤批本'。'泓批本'呢？

今天早上，我正睡觉，护士突然按铃叫：'子尤的信！子尤的信！'我被叫醒，期待异常。看到之后，我写了首诗，可是15岁以后第一首诗！送你。名字叫《给泓给我》。"

给泓给我

2005 年 4 月 19 日　星期二

青春是属于我的，
标记着我激情的一月一年。
人说青春是红波浪，
那就翻滚着绘出最美的一线。

眼前只有柄孤独的桨，
握在手中就是把战斗的剑。

我在这里，写着刚有开头的小说，
每过完一天就翻过一页，

每翻过一页又是新的一天。

为什么我依然热爱考验，

因为，别人让天空主宰自己的颜色，

我用自己的颜色画天。

是的，我 15 岁写的第一批文字就是这封给她的信，而我写的第一首诗则是《给泓给我》，其实都不能算诗，有点像宣言，后来在《艺术人生》的时候我还朗诵来着。我还跟她写道："你的诗真挺不错的！而且你的画把整张纸画得特漂亮，我妈说你艺术，我不会画，可我心里为你画了千遍。"

她给我来了一封信，4 月 14 日写的，讲了她和同学拍电影的故事，"假期除了电影，就是情人节了，这个日子从来于我是没意义的。""但那天我去和初三时的初恋去吃饭了，我们一年多没见，那天正好有空，于是就出来叙旧。""不过你要把心放到肚子里，那天没有什么浪漫情节发生。"

心应该在胸里呆着，怎么放肚子里了！看来她还是过得不错。这封信她写在歌谱的背面。泓每次来信都足以证明她的浪漫，经常一个碎纸片上都写着诗，而正文则在一张举起来直垂到脚的大长纸上。我妈每次边拆信边说："太艺术了！太浪漫了！"而我差点要说出："太不像话了！"

出版社准备在我的书中还附加一张光盘，里面有对我的访问和我朗诵的几首诗。4 月 22 日，我的责任编辑、美术编辑、社长等四个人来，为我录音，而担任采访我的人则是刚刚提过的"忘年交"朱正琳伯伯，他为了准备采访花费很多工夫，采访得全面而深入。采访分两次进行，4个小时，很来劲。朱伯伯努力想问出我点思想的地方，因为那些80后论证起自己的想法一套一套的，但每次我都用口语一带而过。比如他举了我写雨薇文章里的一句话"她敢颠覆，因为她有这个眼界"，问我是什么意思，我怎么都说不出个所以然。第二天再访问的时候，我搞笑说："我昨天晚上想它是什么意思想了一晚上。"

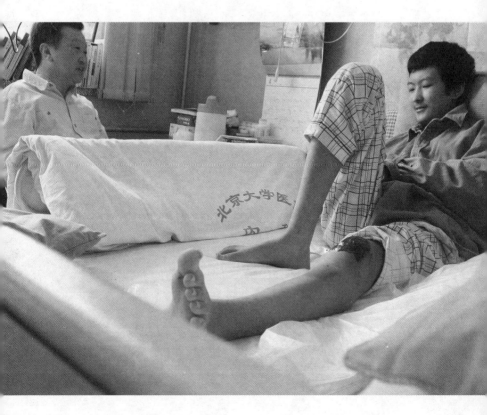

有时候兴致来了写的一句话还真没什么意思，就是好看。

那一阵我身体还不太好，连说话都有点有气无力，朗诵诗费了点力气，腿上出血也在蔓延，姥姥每次来都给我抹大夫建议的如意金黄散。形容它是"一波未平一波又起"的日子很合适。

什么事都交叉着发生。经常打点滴，埋管太疼就拔。在头疼的日子里，看电视是比较好的消遣，哪天有哪个娱乐节目我倒记得挺清楚，《李敖有话说》也是每天看。我对李敖越来越有兴趣，就让我妈妈买了他几本书，比如《李敖回忆录》、《李敖快意恩仇录》、《北京法源寺》等，后来越买越多。打点滴时，我就一只手拿着看。他的许多地方都让我觉得很喜欢，比如他的有趣，他的活力，他的文笔，他的感情，因此脑中也有了很多想法。于是我准备写一封信，当初的想法是"记"，而非"寄"，是记下来，而非寄出去，因为我还以为他要老死台湾，还不知道有什么途径给他看。平时我也老干这种事，有什么想法，就铺开纸笔。一会儿读者就会看到我干这种事，在开头写个"亲爱的"，就将自己的想法写下来了，我也不知道是要给哪个"亲爱的"。

因为也不着急，我这信断断续续地写着，从3月就开始，写了好几个月。后来偶然一位阿姨来拜访，闲聊的时候说起这事，她说她跟给李敖做书的何飞鹏很熟，我惊喜，因为阅读李敖书，我经常看见何飞鹏的名字，对他太熟悉了，于是就让她帮忙转交此信。

天气越来越热，我每天仍是发烧不退，怎么回事呀？住进医院就没停过，有一阵难受得半夜得按铃把护士叫来给浑身擦酒精，放冰块。是天气原因？我住三楼，二楼有老人因为天气热喘不了气，我戏称："天一热，二楼就死人。"

一天和洁晖打电话，就像去年手术前那样，她说了很多悲惨的事，比如：班主任罚连班长在楼道考试；他们要考体育，而它的成绩也关系到总成绩，所以每天拼死地跑步，班主任经常说"人家三班怎么样，人家……怎么样"，小云有一次跑着跑着说："我真想就这样跑死算了！"我听了，生出一种悲哀。

跑步确实害得人很苦，不仅我们班，别的班也是。同学校的小学同学来看我，陈鸽是一路咳嗽着进来咳嗽着出去的，说是今天跑过劲了。记得生日的时候，然儿、春子来看我，聊着聊着，她俩突然相视大嚷，原来她们把特地准备的礼物落在出租车了，想了半天司机模样、车牌号，但最后还是无果而终，怪可惜的。笑谈间，她们说北大附中一个与我们同年级的女生自杀了。我惊了一下！那女生与我们关系很近，春子她们都见过她，后来钳子说还与她联系过。她就这样离开了，而我在病床上过了 15 岁生日。

这几个同学与我有点哥们的意思，然儿给我写了封庆祝生日的信，她刚做了个阑尾炎手术，信开头与小学一样地称呼我"Dear 书痴"。她说她做阑尾炎手术感到在医院很不爽，很佩服我，出院时内心很矛盾，因为只要一出院就不得不面对题、老师、卷子、她爸。可想一想，如果在学校和医院两者间做选择，她还是选择学校。"不过也有那么多人挺过来了嘛，我就不信我做不到！书痴加油，我们虽然在不同的地方，但同样遭受煎熬，你一定也能坚持住！（呵，说严重了！）"

她还问我有没有 MM 护士，那样日子可能还会过得好些。

4 月 29 日，几位同学又来看我，春子给我写了封信，把我感动得不得了，只可惜现在怎么找也找不着了，可能珍贵的东西就是最容易失去的。她回忆了我 13 岁生日时向云招手，那情景让她们印象深刻。我也回忆起了，那是在学校，她和然儿跑来给我送礼物，那是在一场雨后……

接着春子写道，阳华开始看心理医生了；然儿，休学了。

她没挺下来。想到这么多人都没挺下来，我欣然提笔，写了《因为那被埋没的声音》，用悲哀的笔调讲述我身边的这一切，人名都用字母代替，我还用卓别林因为看淘金者的报道而激发灵感拍《淘金者》，来影射同样在奔波、忘记一切地行进、最终倒下的学生们。文章结尾我解释，为什么题目不叫"因为那逝去的生命"一类？

"死去的人一死了之，无人再提，从此被遗忘；活着的人依然盲目继续着'登山寻宝'地'前进'，这就是所有人的悲哀。我悲哀，因为我朋友先痛苦继而麻木的面孔，我悲哀，因为生命的消逝只成为人们闲暇时的谈资；我悲哀，因为一切都未改变；我悲哀，因为我一无所有只有悲哀。

请听一听呀！因为那被埋没的声音！"

忘不了春色的五月五，用雨水编织成舟

此外又出了个事，我的右耳朵响，晚上格外厉害，去查了没看出什么事，再叫大夫大夫都不肯来了。五一到来，我都想自己能不能挺过去呀？耳朵响成这样。有不同的朋友都跟我们说过练气功的好处，我和妈妈也决定练。5月3日晚上，我又练了会儿，然后睡了……

我这是在哪儿？眼前是一片漆黑。一种不知从哪儿来的吼声从我嘴里发出，且越来越急促，妈妈焦急的呼唤就在耳边，但我无法回答，身体如上弦般震动得越来越快，而我控制不了一切。接着就是往护士站摁铃，大灯开开，唯一的一个值班大夫带护士进来，只见我在激烈地吼与抖动，嘴角流血，目光呆滞，冰凉，四肢僵硬，浑身已抽成虾米状，手蜷如鸡爪子，忙抢救。我感觉这一切的时候，自己好像是旁观者，他们不是在说我。

其实我心里什么都知道，但我已经不会出声了，后来等慢慢恢复了，才从嗓子眼里憋出几声，大家具体想知道那时我什么样，可参照《驱魔人》里最经典的魔鬼附体场面以及《我的左脚》里残疾画家的样子，一模一样，毫不夸张，你们一看就知道了。

这是梦吗？慢慢我才意识到不是。接着我稍微能吐字不清地说话，我让妈妈抓住我的手来回动，妈妈一开始不明白什么意思，我痛苦地告诉她我丧失了一部分功能，得恢复。我呼吸困难，要吸氧。

后来发现，我的一头有趣的卷发抽直了，成爆炸状，跟吹过头以后又用了发胶一样。可谓抽发冲冠！

现在真是不愿意用说笑的语气来讲它，这在我生病以来还是第一次，我真是被吓住了，**那种什么都明白什么都清楚但什么都做不了的滋味太难受。**

抽搐的时间大概是 10 分钟，他们给我吸上氧，我的功能逐一恢复，我不断说话，不断想运动，我凝视着自己的双手，它已如此陌生。大夫拿棉签棍刮我脚，想测试我的神经反应，因为所有的人，我妈妈和大夫们，听到我抽了，第一个想到的就是我颅内出血。

大夫马上给我输上葡萄糖酸钙，因为我吃了一段激素，导致钙流失厉害，个子太高，长期卧床，接受不到阳光，吸收也不好，所以他们认为我是低钙，我称其为钙抽疯。输完葡萄糖酸钙，大夫希望不拔针，因为要是再抽起来，扎针就不容易了，因为那会儿血管就变形了。我浑身累得不行，抽就等于跑了1000 米而且吼了一路。

小丹大姨和天儿妈被妈妈急切的电话紧急召唤来，她们从电话里都听见我的吼了。

我想，抽的原因，是加湿器吹的？是滴鼻子滴的？这些都是为防止流鼻血而每天坚持做的事。是睡觉前练了 10 分钟气功练的？我想到抽的时候，在疯狂的外表底下有颗正常的心，这多可怕！

要是没有发生这事，一晚上好好过去了，明天醒来又是一天。可是发生了这事，就不一样了。唉！平时老听范伟他们说抽，我跟钊子说了3年抽！抽！抽！这回真抽了。

我跟妈妈说："怎么抽完这次，我的世界都变了？我都不敢在黑夜里了。"我又说："我的求生欲望多强呀！让你帮我弄手。""目前这个感觉是我有生以来最糟糕的。**人能健康一会儿真不容易。**"

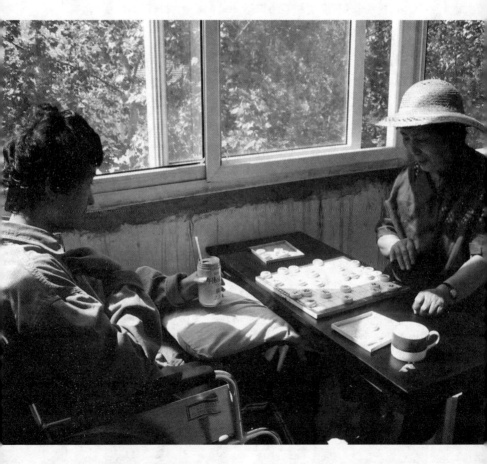

我又说："其实死在五四挺好的（抽和抢救的时候，我根本没工夫想死，我当时就想着怎样能说出话，这是事后在想），我当时有意识，还编了一个对子，六四之子，五四归魂。（我刚才打出了一个五四鬼魂，笑疯了）"

这件事一直深深地影响我，比如几个晚上灯都不敢让关，怕又抽。我急切地想给几个朋友发短信打电话倾诉一下，5月4日，给安宁打了个电话。

5月5日，老天赐了一夜哭雨给大地，好美，要说我有什么想法变化也没有，只不过病房阳台积了一地水得收拾。

这一章节的题目是我《羞涩小男生》里的歌词，一年前的这会儿，我正在悠然地在中日友好医院旁的元大都散步，如今呢？

> 回忆总发生在雨后，
> 已经熄灯的教学楼。
> 被窗影拼接成的地板上，
> 孤独的我睡意浓稠。
>
> 回忆总发生在痛苦的时候，
> 想起的却都是美梦悠悠。
> 忘不了春色的五月五，
> 用雨水编织成舟。

公园的山坡很陡，

你紧跟在我的身后。

随风拂摆的枝柳，

舞蹈在你我左右。

　　手机显示，泓昨夜 9 点 45 来短信问，现在可以吗？那时我正忐忑不安地睡觉呢。泓早上又来短信说，我今天全天在家，随时可以，并附电话号码。我马上打过去，与她畅快淋漓地聊天。听说她们天天考试，原想象泓此时必定苦不堪言，哪知道她五一有几天假期她就玩几天，"连作业都不想做了。"她说。

　　她爸爸其间回来，我以为她一定喊："挂了！"这是和小云打电话时的经验，可泓幸福地说："我爸爸妈妈可好了。"

　　往事已远去，往事里的人也远去，我的心也远去，一切都变了，新的生活正等待着我，窗外一席绿陪伴着我。嘀嘀嘀，什么声？低头一看，是小云给我回的短信："你现在还在医院吗？身体怎么样了？我这几天就睡觉来着，明天还要考试。"

　　我回："我一直在北大校医院，我在搞创作。还未发完，钊子来信：你出版的书里有照片吗？我笑回：放心，肯定没你的尊容。"

　　小云："是那本新书？我前两天还去燕北园找璐璐玩。"

　　我："璐璐跑燕北园？"

　　小云："她在那儿租的房子。"

　　我："她不是要休学吗？"

小云："是啊，听土豆说的吧，她眼睛不好。"

土豆是小云给钊子起的名字。我刚听说璐璐要休学惊得头发又要倒抽回去，还有一个多月就要中考了，她眼睛再怎么着也应该能坚持住呀。

又是一个倒下的人。

紧接着还有事等着我，一件不想不行的事，转眼初三就要结束。这学校也奇怪，一年多了没人理我们，有了专门对我们设计的互助金也没人通知，还是从钊子妈妈那儿得知此事。这回也是，到了毕业考阶段也没人想着不远的北大校医院里还有个思来想去痛苦的我，是钊子告诉我们，下周就要毕业考。

按理我应该参加毕业考而非中考，我还是比较想毕业的，但无奈功夫不够，化学一点没学，它要是考化疗我还能答几笔，但考化学我是除了写上名字就一点答不上来了。过去和朋友们聊天调侃此事时我就说："要是考 5 门那我只能在卷子上写出 10 个字，那就是 5 个'子尤'签名。"

妈妈让我周六给班主任打电话，问问怎么回事，我能不能考。我紧张得一下午没睡着觉。晚上一打，那边一直没人接，我的心也随之提升。终于，我挂了。

但没挂多久，电话又响了。

"子尤呀！"

"啊！彭老师！"

"刚才是给我打电话吧？！"

"是！"

然后，我们就我的身体说了一通话，接着，班主任问："是你妈妈给我打电话，还是你给我打电话？"

我想了一下，说："我就是想问一下，下周是不是毕业考？"

"是。"

"那那个，"我停了停，"我是不是也该参加呢？"

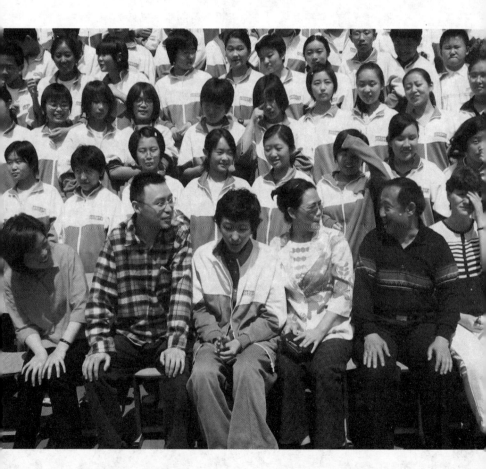

对方没有了声音，然后传出了班主任的一声干笑，"哈！那你参加不参加？"

"我想我应该是参加吧！"

班主任滔滔不绝起来，我恭敬地听，大概明白是这个意思——周一她去跟教务处问一下，让妈妈也到学校去一趟。

周一，5月16日，妈妈去学校，教务主任很客气，最后得到的结果是让学生考完，也送我一份卷子让我做。周二至周五，他们在学校毕业考，我在病房忐忑不安。周三，妈妈推着我去未名湖边，遥远走来一个穿着我们年级校服的人，细一看，是班长小连。原来考试是上午一门，下午一门，中午闲着，班长没事，出来遛弯，我们相谈甚欢。周四，我们再去未名湖，找连班长，却意外看到了好友马勃。我告诉他自己出书的事情，他很想让自己的名字出现，我说："你爸是法学院的，你妈是打篮球的，力气比你都大，两个家长文武双全，我不敢惹呀！"马勃也明白，因为在《悠哉悠哉》里他是个"反面形象"，他乐意出现，他家长还不乐意呢！我告诉他，自己在中药书里给他找了个好名字代替，叫马勃。他听了直恶心，说："好！以后到了高中，我就拿着你的书对同学说：'马勃就是我！'"

聊天中，"马勃"还告诉我，考试很简单，中午大家没事干都在一块儿打牌。我听了稍觉放心，还让他回学校把钊子叫来。他骑车而去。几个人在我的病房里吃的宜宾燃面，因为比较干，钊子又喝了点水，他撑得满阳台打滚。

周五，全体照毕业相，妈妈也带着我去，只见满操场穿蓝校服的初三学生，与天化为一色。同学们看多了我秃头的样子，对我的一头浓密黑亮翻卷着大波浪的头发难以置信，都说我带假发套。

我很有幸坐在第一排，与校长老师们在一起。我心里暗下决心，准备摆出几个很好的表情姿势。谁想到阳光暴晒，眼睛都睁不开，谈何表情？偷眼望其他人正襟危坐，好像不太受阳光影响，怎么我那么难以忍受？

又看见了同学，许多已经是一年未见，只觉得我与他们天上地下，两个世界，差别太大，心中不禁伤感。去班主任处领卷子，遇到同学在点头哈腰，向老师苦苦求情，老师仰天长笑，非常满足，这情景我似曾相识——如果我接着上初三，大概也是这种样子。

捧着卷子，我回到病房，许久没走动的腿因为走路，淤肿处的颜色又深了不少。望着卷子上的题，我思绪万千，学校里的日子如电影般闪过，我想起了做题，到了中学就没有学习只有做题了。每日我在台灯下弯腰写着，绞尽脑汁的感觉这时又在脑子里显现出来。所幸下午出版社的朋友来，聊天使我淡忘了考试的压力和痛苦。那天下午，出版社率领许多报的记者来，我在日记里写："我们谈笑风生，妈妈讲故事讲得所有人都哭了，她自己也哭得厉害，而我的责任就是笑。"

美术编辑说一个记者长得像小云，问我像不像，我觉得不太像，但我说："我没好意思看过小云的样子。"

第二天，他们又把朱正琳伯伯请来商量书的出版事宜，我在旁边玩笔，那天的日记上写着："不是众星捧月，是众月捧星。"

就这样，周六、周日，我都没有再提考试的事情，我将那几张卷子搁起来，准备在下周一开始战斗。周六，琬儿和她妈妈来送鸡汤，我送给她《子尤14岁作品集》。我们在一起玩得很开心。她是个很痛快的女生，而我最喜欢痛快的女生，合我心意，无论妈妈的大朋友，还是我的同龄人，比如琬儿和之然，可为什么我偏偏喜欢了一个可以急死我的女生？

接着说那个周六。一个小学女生来，她变了一个魔术，让我好惊奇，她告诉我怎么变的，周围的人都听明白了，只有我没有听明白。总算会了以后，我又琢磨了一下，加了许多情节和台词在里面，成了一个"子尤版本"的魔术，虽然手法都一样。我很爱表演，我想当主持人，所以我每周都认真看《我猜我猜我猜猜猜》和《综艺大哥大》，当它们没有的时候，我怅然若失，甚至怀疑凤凰台要出事，而当它们又开始放的时候，我就像过节一样高兴。好不容易会了一个魔术，于是，只要病房来人我就给他变，这也是一种表演嘛！

周日，看完周国平的《妞妞》，我想写文章表达一种观点，与平时人们仅仅所说的感动不同。他对于妞妞的描写确实感动了我，而且作者也有悔恨的描写，但我觉得自己依然有表达的空间。于是，开写《让我心痛的妞妞和〈妞妞〉》，简称《〈妞妞〉》。但最初的写作每天还是很短的。

我以为我可以逃避，但该发生的终究要发生，周一，5月

23 日，历史性的时刻来到了！

先选一科比较简单的，历史，是开卷考，上周五照毕业照时慧把她的复习提纲和初三的历史课本给了我，所以我边查提纲、书，边写卷子，学生的感觉回来了，这使我紧张得都流汗了。

我又开始感到自己的笨拙，所以有些不适应。

周二，开始答语文卷子，我没有初二以后的任何与语文有关的书籍，初二以前的语文书也不知道哪儿去了，所以全凭借着自己的文学修养来答，对这个我还比较自信，而且妈妈发现我的字写得非常整齐漂亮。阅读题非常简单，不用学我都能答出来，我是个非常老实的人，开始做卷子以来的这几天，我已经被自己给的压力快压垮了。妈妈告诉我，不要整日都被这个牵制，还是要有正常的生活。那天下午，妈妈推着我来到未名湖旁，我在那儿写考试作文。北达资源中学离北大咫尺之遥，大部分学生都是横穿校园回家，所以总能看见穿北达校服的学生走过，除了属于初三的蓝校服外，还有穿别的颜色校服的学生，他们是初二或初一的，我不禁感慨万千，我已经这么大了！

好，让情景回到我做考试作文时。正做着，只见马勃和钊子骑着车聊着天过来，我妈叫住他们。他们惊奇于我在这儿，我趁机问了几道题，他们想了想，然后背出来。

我告诉他们，自己的困境在于没有课本，不会做的话连学都没法学，同学又都在忙他们的，想跟他们借一下毕业考卷子。

钊子又开始了他的反叛，他说每次考试完就把卷子撕了，接着他们俩又为谁这次考得高而争执起来。

"好了，到底谁给呀？只是参考一下而已，你们需要的话我马上就还。"

最终马勃接受了这个重任，他说明天下午放学送过来。

周三上午，我放松一下，没有考试。接着写《让人心痛的妞妞和〈妞妞〉》，写得很投入。有一次和朱正琳伯伯打电话，妈妈提到我在评《妞妞》，觉得里面有些话可能很尖锐。朱伯伯说："我想国平有这个雅量。"

每天上下午两次散步成为我们最主要的活动，那天下午在校园里走，在绿荫下，阳光破进来，四周寂寥，铿然一叶。与琬儿打电话，我忐忑不安地问她自己的作品集怎么样。她大喊："全看完了，《我爱我班》太搞笑了！"表扬，是别人发现你一个优点，然后提出表扬。但在琬儿这儿，都不用表扬了，因为所有的地方都被她肯定，说都不用说。

她告诉我，我写的话剧他们已经开排，是拍广告与入团申请书两处。我想了一下，是比较健康的两处，真奇怪！我写的东西是大人不宜的东西！有同学想知道是谁编的话剧，琬儿还不稀罕告诉呢！我说到时候公演我得亲临现场吧！"当然！太好了！"

突然下雨了，我们赶紧往回跑，回到病房。不久马勃就来了，给了我们物理卷子，他是物理课代表，答这种卷子自然没问题，更何况毕业考试是非常简单的，除了我这种人其他人都能通过。

"数学卷子没发呢。"He said.

"那什么时候能发呀？"我问。

"不知道呢。"

接到卷子，晚上我可有事干了，不是写，而是看，是想。同学们在学校里学习，考试，在我眼中形成了忙忙碌碌的身影。我像一个孤独的观众，看着他们在舞台上奔波，或者，我是个孤独的演员，他们身为观众凝视着我。

周四，出去散步的时候，在繁密的苍松下，我尝试着从轮

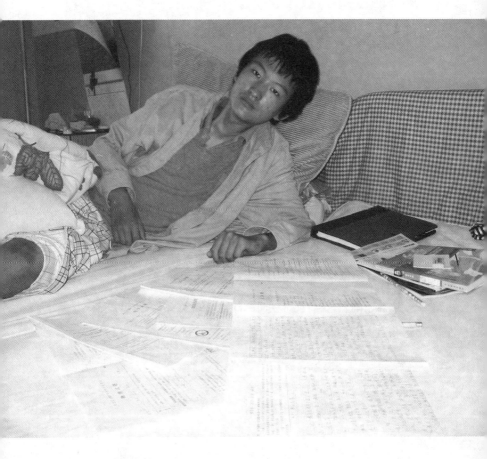

椅上站起来，走了几步，腿当然立马就蓝了，但不走不行呀，不然就不会走了！那天上午，接着写《〈妞妞〉》，越写越来劲，当天日记上写着："停不下。"那天还测了血，每天与病有关的事情都在进行，等待测血结果的紧张，看着腿部血块蔓延的紧张，和……做卷子的紧张。

这其间我还给马勃打过电话，向他借初三上学期的化学书，等等，他又是哼哼半天，不够痛快，内向也不用这么个内向法呀！他依然说，数学卷子没发，但答应第二天放学把化学资料送来。

周五下午，等着马勃来，可老等不来，我们只好出去散步，结果在路上突然碰见他，这真是苍天有眼！一切都太巧了！这条路是他不常走的一条路，可他偏偏走了，时间怎么拿捏得这么准！看来他本来是不来校医院的，但老天爷就让我们碰见他！他还是说没发数学卷子，但把政治复习提纲和化学卷子、化学书拿给我。

做庞大的卷子期间，不知怎的，我联想起每次点滴繁杂的药水时的情景。每次打点滴，我躺在床上望着点滴瓶，都会有这样的幻想，要是拿一个针把瓶子里的液体都抽到针筒里该多好呀！

周六上午，做完其他卷子，该做数学了，马勃一直说没发，可有的题目我不会，于是我给小云发短信：

"子尤向你求助！"

"什么事？我昨晚没开手机。"她回。

我接着写："我正在毕业卷上辛勤地劳作，深刻地理解了你们学习的痛苦。在数学这儿我需要你的帮助。"

"行啊！哪题？"

这哪儿是哪题的问题呀！我写：

"一言难尽。没有数学书，马勃又说数学卷子没发。举目四望，唯有你住得离我最近。"

此处乃暗示，她果然明白了我的暗示，说：

"卷子早发了呀，我爸妈在家，恐怕过不去了，你那个记成绩吗？"

哈！我本就有怀疑，这时案情水落石出。马勃数学成绩差，装作说没发，将我蒙了六天！我写道：

"此事火烧眉毛，性命攸关你怎可见死不救！跟爸妈解释一下，就送卷子的工夫。决定我一生命运的事情，小云，你抉择的时刻到了！"

"你什么时候交卷？我给你扫描了发过去成吗？"

嘿！她倒挺会办事，我回她：

"我没地儿收呀！那我到你家取成不？"

"别呀！那我下午给你送过去行吗？"

我看了这短信，仰天长笑，把在阳台的妈妈都吓着了。笑什么呢？我也没说要到她家里呀！她就先害怕了。我给她回："哈哈！子尤之见不得人，由此可见一斑。"

下午睡醒，我给她写：

"云，睡了个觉，是我去取，还是你送呢？"

"我过去吧！但我爸妈现在还在睡觉，等他们醒了吧，大概
5点。"

奇怪，他们睡觉还不趁机跑？

可怜的小云，我可是给她出了一道难题。她是宁死也不能
让我到她家。

临近晚上，突然门有响动，她进来了，她的面容我已经说
不上是熟悉还是陌生了，因为我都觉得自己快忘了她长什么样
了。她说来的过程中还问了半天路。我在床上，她站在墙边，
我问她：

"《子尤14岁作品集》看了吗？"

"钊子藏着一直不给。"

"那我送你一本怎么样？"我拿出一本，并在扉页上写下，
"愿你永远美丽"。

我问她，整天都干什么？她说，周六边玩边写作业，晚上
看《我猜》。我大喊，我也喜欢看，一会儿就要开始了。她说："等
节目开始了我就回家。"我突然想起给她变魔术，于是就变了那
个我改编琬儿的，但我只会那个，想了一会儿，又变了一个半
生不熟的，她没看明白。

她将数学卷子递给我，还说："这次没考好。"

"你想上哪个高中呀？"

"我都不想上学了。"

"哦？"我笑着想，这想法不错。这时已经6点多了，"《我
猜》已经开始了，你该回去了。"

“再等会儿吧！”

我们又聊了半天，她说：“等你妈妈从阳台出来我就走。”我妈妈出来的时候她就说：“那，阿姨，我该走了。”可她并没有走。

“其他人怎么样？”

“席西从报纸上看见一个温泉二中，就让我和他一起上，有种一起泡温泉的感觉。”

我躺在床上听她说，这样又聊了一会儿，她走的时候，《我

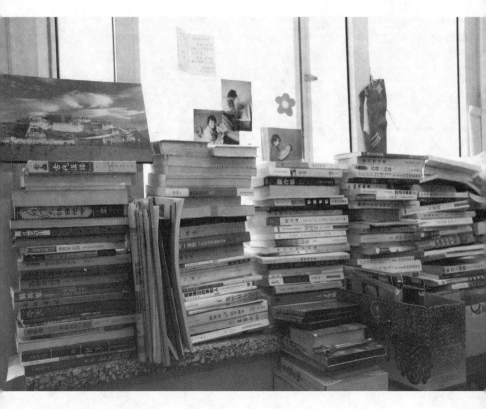

猜》都演了一半了。

第二天，周日，一起床发现腿出血出得不像话了，必须得叫血。每到这时我又是心疼钱一阵，但没办法，又是输到晚上10点。

之后我每天想事，觉得自己有点出毛病，**我的身体小心翼翼着，我的思想驰骋无边着**，经常会有这样的事，一不小心磕着了，比如有一天我睡觉时头撞在床栏杆上了，于是紧张，于是哭。那天上午我觉得自己就要疯了，心情已经到达了最低点。

每天被推着出去散步是很惬意的事情，那时我都会跟妈妈交流很多新想法。而与此同时琬儿甚至会一天打几个电话，一开头就说："子尤哥哥。"听得我脸都肿了，沉闷的夏日里荡漾着蜜甜的清香。我们什么都说，有一次她问："小云比你还高呀？"

"你从哪儿看出来的？"

"你不是在给她的礼物里这样写：你可真大，看来无论我怎么拼命长，都超不过你了。"

"那是说年龄呀！"

"嗨！"

室外往往信号不好，我那一年多了依然幸存的"山鸣谷应"的小灵通传出过许多人的声音，如今我在和琬儿聊天。有时我躺在床上边吃东西边和她聊天，她那边也在吃，有时还会说："不行，噎着了。"她是个贪吃的人。我在电话里给她学两个人对话的声音，一会儿当"甲"，一会儿当"乙"，把她听晕了。

那是一段安详而充实的日子。写完《〈妞妞〉》文章的第二天，也就是周二（5月31日），我们去大讲堂看《辛德勒的名单》，别说有多麻烦了，北大不给坐轮椅的人活路。

读书写作照旧。6月3日（星期五）上午，看《鲁豫有约》，采访高圆圆，之前我和妈妈看过她做客《超级访问》，当时妈妈就说她很完美。我从未喜欢过艺人，可我一下子就喜欢上高圆

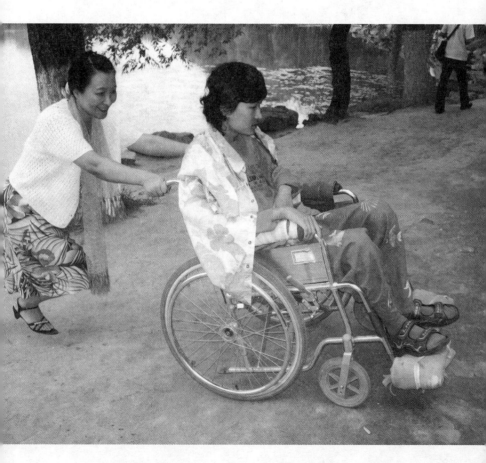

圆，正赶上《青红》在放，她经常上镜，我百看不厌，很有趣的一点，就是她长得像，哈哈，很像她，不仅是模样，连举止神情都一个样，比如笑。

妈妈的朋友来和我聊天，她们差不多一年前就建议我们把生病的故事记录下来，我妈妈有时候写一点，而我兴之所至的写作其实都是在记录生活。那天又说到了写书的事。我一直在拿餐巾纸玩魔术。妈妈还激动地哭了，说："我们想要安静的生活。"

生病以来我们的经历和感受实在是太丰富了，也值得写。我们将《〈姐姐〉》文发给了比较亲近的几个朋友，反响很好，引起了对方的共鸣。有朋友说过去也有过类似的想法，有人问我们想没想过发表，妈妈说，如果这篇文章的理念值得与人分享的话可以发表。后来他们将文章发给了《南方周末》。

6月11日，妈妈推我出去散步，突然小灵通响了，一接，是泓的电话，可没说多久，小灵通就没声了，我便开始不断重复："没声音，再好的戏也出不来。"这样反复许多次，终于明白，她们要排《雷雨》，她需要戏服，就想到跟我妈借。我们同意，妈妈回家找了好几件来。于是第二天中午，她来挑衣服。快半年没见她了，她也没变什么样，而我头发已经长得跟正常人一样了。泓试衣服，但每件穿着都太大，我说塞点塑料泡沫吧！她穿完一件又穿一件，这时才合适一些，"干脆你就穿着这些旗袍回家吧！"我笑着说，接着又说，"像你这种性格的女生太少了！"

她说："我们学校应该还是挺多的。"

我赶忙说："可你是独一无二的！我想像我这样欣赏的你的人也太少了！"

"应该也是挺多的。"

我赶忙说："可我是独一无二的！"

趁着她在，我给她变了那个"子尤版本"的魔术，她很惊讶，我很高兴。

当《悠哉悠哉》要发表时，和文中涉及的人电话商量用不用真名，小云给我妈发来短信，说："阿姨，还是用化名吧，我爸我妈不知道。"

于是我给她起了个名字，小云，取的是我答钊子记小云文时的一句诗："以为自己是她心头的蓝天，却成了一片白云，无所停留。"不过这回成白云的不是我，而是她了。

现在大家都知道小云了，有好多读者给我写信，出主意说应该对小云怎么怎么样。或者说有和我相似的经历。

别人让天空主宰自己的颜色，我用自己的颜色画天

周一，6 月 20 日，我和妈妈都觉得我的腿出血太厉害了，需要输血了，于是约血。不知怎么的，最近我突然特别心痛于妈妈花钱，本来以前从没为钱发过愁，而且也没什么概念，妈妈也很少跟我提这方面的事，但我就是见不得花钱。下午，意料中的事情还是发生了，护士为了扎针将我的小细胳膊勒紧，满手的血管纷纷立起来后，护士的针还是没找准地方，扎失败了，我有点着急，越着急护士越紧张，死去活来一番后，总之是扎上点滴了，我一头的汗。姥姥说："过去化疗的时候多坚强，怎么越到后来越娇气了？"我说："我什么权利都没有了，总有撒娇的权利吧！"

下午正输着血，少年儿童出版社王社长来了，让我们在合同书上签字，我躺在床上，手不能动，妈妈一页页展开让我看。满纸的甲方乙方，很繁琐，社长名叫王一方，拼音打出来就是"乙方"，这注定他一辈子都只能是乙方的身份。我在合同书上潇洒地写下了"子尤"二字，这是一个历史性的时刻。记得当时我送他自己印的《子尤14岁作品集》，在扉页是这么写的："李敖说自己著作等身，他1米71，我1米8，要想著作等身更困难，而此时就是第一步。"

他们走后，我呢，血也输完了，护士刚给我拔完针，就觉得大腿好沉好烫，撩开裤子一看，哇塞！两条腿比象腿还粗了，红彤彤起了一层东西。妈妈赶忙又叫大夫，大夫来了，撩开衣服一看，背部过敏得已经没有人样，人整个胖了一圈，大夫说这个情况很危险，必须还得输上液，我当时已经没什么可说的了，只是将手再送给护士扎。我过敏的情况很严重而且很频繁，比如现在写这段的时候，我的手就很不自在，张开手在阳光下一看，手掌都是一个个红块，手指头粗。

出版社这次来还把我的书稿校样放下了，面对20多万字的书稿，我们都不知道怎么办了，就商量分头行动，而我太不敬业，看着看着就进去了，大笑，完全忘了校对的事情。

刚才那是星期一，星期二（6月21日），我的头上突然开始起疱疹。让大夫看，说没事，妈妈注意着拿酒精擦拭，工作还很繁重呀！

到了周三，就了不得了，疱疹已经发展成满脸是，满身是，极其恐怖，6月23日我给责任编辑肖萍写信时说道："shopping阿姨，周一下午送来校样，那时我正输血，输完血又过敏，全身大了一圈，又红又肿，极其恐怖。晚上开始看稿子，我与妈妈分头行动，不分昼夜，异常辛苦，无奈工作繁重。其间，我不断出事，这几天又闹疱疹，浑身上下几百个，透明，亮而大，我已经破相了，脸不能看了，我'幻想'因此书成为'青少年偶像'的梦破灭了。"最后这句话是逗着玩说的。

妈妈在给肖萍的信中可以让人看到我们当时的窘迫，写信时间是6月21日晚上11点14分："肖萍，我们俩今天看校样，子尤总有事，搞得我不仅不能专心，还着急得慌。比如，昨天输了血小板，过敏反应非常厉害，刚拔了针，又扎。而扎针对他来说是件难事，血管因化疗都损坏了，再加上淤青。今天下午头不舒服，他自己担心颅内出血。北京热极了，他身上长了一些包，又出水泡，已抓破了一些，很麻烦。睡觉时，我要用绷带把他的手缠上。病体就是这样，百般对付。只是有时候实在做不完一天的事……"

而那篇发给《南方周末》的文章，对方在没有收到前本来说这个题材太老了，妈妈的朋友坚持说你们先看看，结果他们一看到就特激动，第二天就想用，等他们冷静下来，才准备再慢慢处理一下。

病中生活的一个不同就是，许多事情是交织发生的。比如光说我在紧张地看稿子不够，我还在顶着热天出疱疹。光说我在出疱疹不够，我的腿还在蔓延出血，耳朵还在嗡嗡作响，医生看了好几次也看不出所以然。而每天正常的与医生交流、吃药、接待、读书，与中医大夫交流病情、开药、照舌苔，还都在进行。其间妈妈与出版社也有通信，足见事态紧急，妈妈把看吴敬琏爷爷稿子的拼命拿出来，如："肖萍，看来校样今天下午是发不过去了，我保证你周一上班收到。要改的地方很多，正在加紧看。"

我们要收信是非常困难的，按妈妈的话，在病房里总有些忙不过来，出了房间都是跑着干事，直到很晚了才得空去院长办公室把信收来，而怎么用人家的网线收信是妈妈打电话求教来的。她为此非常不好意思。

周三（6月22日），妈妈接到了《南方周末》编辑的电话，他发来了一封信，信中他提道："子尤的文章，让四位同事在办公室讨论了许久，它真是立刻就激发了我们的思考。也正因为如此，处理这篇文章也颇显艰难。"其后他表示，想对子尤说的：是质疑还是指责甚至指控？我们倾向前者。是提出问题还是明确指出孰对孰错？我们仍倾向前者。世界上每一个个体都有自己的性格、态度、世界观，它们各有形成与存在的理由；世界上也很难说有黑白分明的对和错，这一点在你的成长和对社会的体验中，应该会有越来越多的认知。所以，我们有意淡化掉子尤文章里的指责和评判的气息，尤其是比较情绪化的句子；或者指控气息太强的，或许会淡化掉。

而我在回信中表示自己不太同意删节，不仅是因为保护自己的作品，而是觉得这样的做法没劲，没必要，没意思。我写："淡化一些情绪化的话也可以，但我觉得，**我这样的年龄，在这样特殊的身份下有这样复杂的感受，用直白的话语喊出情感，如金石掷地，如神斧劈天，更有趣有意义。**我毕竟不是大人，无法仔细思考后再缜密地写出严谨的句子，我就是直来直去，这样岂不是更痛快！"

在我的头脑表达如此强硬的时候，我的身体正饱受着煎熬，疱疹越出越多，非常难受，酷暑难耐。而这其中最糟糕的就是，晚上睡觉时我会下意识地去挠脸，第二天醒来一看，大包给抓掉了，结成了血痂，而我又会把血痂挠掉。没办法，晚上睡觉时，我们一起商量怎么把手捆起来。所有的方法都试过了，绑一手，绑两手，发带绑，绑我一人，两人绑一起，成功倒是成功，但太不舒服。妈妈又怕把我的手勒坏，但太松了我的手又出去了。再拿被子把手捂起来？这种时候，我总是特别怀念手自由的时候。

漫漫长夜，我的身体被绑起来，思绪却禁不住束缚。妈妈在给朋友的信中写："周一输血，过敏，没干成事。周二开始看上海校样，要在一周内脱手。这几日他又出疱疹，脸上、头皮里、身上，每晚睡觉最困难，脸上的血痂不断地被抓破。昨晚没有办法，我把我们俩的手捆在一块儿，以防事故。孩子难受极了，夜里老叫：'我太可怜了！我太可怜了！我今晚熬不过去了。'我也挺累的。就是这日子。"

6月24日，周五，给编辑回信后，大姨姥被请来，她是皮肤病专家。说我长得也奇怪，有多种判断，起初说是病毒疹，后来觉得像水痘。那天晚上，我照样畅快地跟《同一首歌》唱歌，还给我的手术大夫打电话——还有一天，就是我手术一周年了。

同样是6月24日：那天的晚上，恐怕是最难熬的晚上，手上还在打着点滴，那是我最恨的东西。灯黑了，周围的病人都在睡觉，给我喝的灌肠药水好像还没起什么作用，搞得我一会儿就得进厕所一趟，却都无功而返。我高烧不退，呼吸困难，反正所有坏情况我身上都体现着。

6月25日凌晨，在这昏黑的病房里，妈妈借着台灯看校样，我在一边双手被绑着睡觉。突然电话来，是一位伯伯从广州来电话，问妈妈身体怎么样。

妈妈奇怪，合着凌晨从广州打电话就问自己身体怎么样？

他说，子尤是不是写了篇文章？是不是子尤对他爸爸有意见，所以用"哲学家父亲"？《南方周末》把文章发给周国平了，他很不高兴，写了封信，说子尤文章里将妞妞妈妈雨儿的话弄成他说的……反正意思就是希望不要在《南方周末》发表。他还说，他很喜欢子尤，觉得像他自己。

电话降临的这一天，是我手术一周年。

一年了。我由手术后的波折，到第四次化疗，再到血小板降低到谷底，我写作这会儿（2005 年 8 月 11 日，星期四），血小板已经低了一年了，我在校医院住了半年。想知道半年不走路是什么滋味吗？想知道半年不享受自己 1 米 8 的身高是什么滋味吗？打住，接着说现实。

我们没收到这位来电话的伯伯的信，而且在其后总收不到他的信，老往医院办公室跑毕竟还是有很多麻烦。**我一再劝妈妈，说不要紧，这就说明周国平不能把我当一般小孩看待，这更证明了我所写的一针见血。**

在其后的种种事件里，我一直是在用"沾沾自喜"去面对一切灾难并安慰妈妈的。

第二天，周国平的另一个朋友也是我们的朋友，那位为"四中女生"感动的朱正琳伯伯也来电话说同样的事情。朱伯伯将周伯伯 5000 多字的信发来，那天晚上，我们一起看了周伯伯的信，一年前的这时，我正躺在手术台上，妈妈在电梯外等待。如今，我们在一起。

朱伯伯也在信里说："子尤真给我们大家出了一道题呢！"

哎！我病床上的一篇文章竟有这样的效果。妈妈因此也非常踌躇，她跑到阳台上去给朱伯伯打电话，我想听，却因持续了一个多月的耳鸣听不见，而且越到晚上响得越厉害。同为病患家属，妈妈的心在颤抖，心在哭泣，她来到我的床边，想试探我的意见："要不，咱们不发了？"

"为什么？"我毫不犹豫地轻易回绝。

确实！在我看来，这根本不是问题，但它到了大人那里，复杂又复杂！妈妈也知道这一点，她不忍心去掐断一个少年的梦，她也不忍心让我看到大人世界的诸多丑恶，她前天夜里一直为此难过，思绪翻腾，想着该如何告诉我，出于某种原因，我的文章不能发表了。

　　周伯伯的信的大致意思是不希望我们发，并大量篇幅说我的文章歪曲了他的意思，有些话不是他说的。最终，建议编辑发表我的其他诗文。

　　我倒在床上，手打电脑，边看电视上放的《超级访问》边开始就其中的问题回信。一开始就写：

　　"首先要说，我和周伯伯有相同的地方，我们都是爱妞妞的。我总在说自己对不起周国平，总在想以后怎么有脸见他，他那次聚会上对我很好。我非常理解这丧女之痛。"我对周伯伯指出问题的地方一一进行反驳。周伯伯总说我对他忏悔的地方视而不见，进行歪曲，我写："我没有视而不见，文章里我不是都在表达自己因作者的忏悔而感动，而犹豫吗？但是，我觉得还不够。而这一次，周伯伯的信，也证明了这一点。如果他真的悔恨，他怎么会用这样挑剔的目光读我的文章。""书写出来，不就是让人读让人想的吗？我是几十万读者中的一个，读后就有所感，并将它写成文章。不是因为作者是周国平，我才写出文章，无论作者是谁，我都会写。"

　　最后我感叹："哎！也真传奇，我生平头一次在报纸上发文章，还没发呢，就得答辩了。最后我的想法是，如果因为周伯伯的这封信中的理由而不能发文章，我是坚决不会同意的。顺便说一下，刚刚我打昏了一只苍蝇，把它扔下床，扔完马上就很伤心，不断想知道它怎么样。"

我的一个写作特色，就是笑着（或者是苦笑着）说笑话。当我写完它后，突然泪顺着眼睛流出来，最后变成失声痛哭，妈妈问我："你是不是也感到有压力？"

"不！"我矢口否认。那哭的原因是什么呢？是我突然觉得自己可真不简单，写这么多文章。很怪的想法，是不是？

6月26日周日，上午，是中考考完最后一科，钊子发来短信说：六神归位……

还有一句我忘了，我看他是"六神无主"。钊子这天来看了我一趟，被我脸上的水痘吓了一跳（当然也不知道是不是），没想到这么厉害。他出过，所以不怕。我和他在阳台上坐了会儿，我想和他就学校问题采访他，但因为我们俩太熟悉了，所以完全问不起来。我问他什么，他都说："挺好的。"五一之后班里还出了个事，作业多得不得了，有20多人都没完成语文作业，老师要求完成，即使抄都成，反正得交。于是大家披星戴月地抄，而即使抄答案都要花整整10个小时。钊子没完成，结果老师不给他好脸色，不让他考试，双方对峙起来。在这个时候，只能学生这一边先服软，以大局为重。最终想办法，说写个检查吧，我说我帮他写吧，但我从来没写过，最后竟是妈妈写了一个让钊子带去。

我们跟钊子讲了一下这几天的遭遇，钊子完全不理解地问："我没觉得这是事儿啊，为什么不发啊？"

我和妈妈都深深地明白周伯伯的痛，所以我在信里说明的意思就是——如果出于感情因素，比如周伯伯确实因此很痛苦，我愿意不发，但如果是因为他在信里指出的这些荒唐理由（如这句话不是他说的，我断章取义了），我是绝对不会认同的。

妈妈连夜也写下了自己的意见，一篇很长的文章，后来她也给周伯伯写过长信，情深之至。开篇便说："真没有想到我的儿子子尤和你的女儿妞妞，竟是同年同月生。它使我感到一种亲近。还不止于此，俩孩子都身患癌症，是我们心中最最可怜可爱的孩子。""周国平，你是有许多著作的人，肯定经受过各式各样的批评，一旦文字脱离稿纸变成书，它就变成了社会的公共品，为人们提供了公开对其品头论足的基础。《妞妞》这本书也是同样。虽然我理解你对她的偏爱和私心，因为她是一本生命之作，连我们读的人都心痛到不忍，写作者的心情可想而知。但是，你勇敢地写了，并且出版了，就意味着你有思想准备让她和你的其他作品一起经受读者挑剔的目光。"

周伯伯说我们做得"未免残忍"，请看看我的尊容吧！当我在反击着，发表着意见时，我浑身上下都出着水痘，等我写完文章，去睡觉时，还得绑起手来，每天的治病生活依然在继续着，陪伴我的只有我的妈妈。到底是谁对谁残忍？可是我想到，岂能在第一次受到阻碍时就选择退缩？我要坚持，而且要始终

选择坚持，让你们看看人间之大勇是什么意思！

　　《南方周末》思量再三，依旧决定发表，并将修改稿发来，我说了声："《南方周末》真棒！"不过，他们改得太厉害，尤其是我最喜欢的第三部分，那可是我气贯长虹之作，非常痛快，淋漓尽致。我和妈妈仔细看，然后认真地提出自己的意见。后来有一天，我的"爱孩子"之心又出来了，还跟编辑发短信说

方周末　2005.7.7　E-mail:nfzmwh@vip.sina.com　电话:(020)87373996-3358　责任编辑　李宏宇

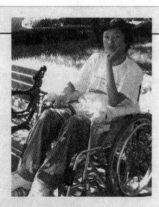

《妞妞——一个父亲的礼记》并非一本新书，它曾令无数人黯然泪下。但看到一个15岁少年的读后感言，我们似乎才发现故事的另一重意义。

子尤，1990年4月10日出生，家住北京。2004年3月他被发现患有纵隔恶性肿瘤，接受了纵隔肿瘤和右肺上叶切除术及四个疗程的化疗。其后，他的骨髓造血功能受到较大的损害，至今住在医院里。

与妞妞同年同月生的子尤，对《妞妞》有天然独特的视角。他站在孩子的立场，直接地叩问每一个成年人对未成年生命的态度，提醒我们怀疑自己的"习惯成自然"，看到"对方"的立场和理由。

刊发此文，仅为呈现另一种观点，触动另一种思考，而并非褒扬或针砭任何一种意见。

让我心痛的妞妞和《妞妞》

门子术

第三段能不能少删点，对方回了一个"行"。

我们每天都在监控着腿的情况，然后妈妈每三天给新找的中医唐云医生写信，所以邮箱里多的都是写给中医的信，以及妈妈拍的我的舌苔和腿的照片。每三天中医大夫就得开新方子，所以生活是激烈而紧张。

这件事就算平息了吧！我的小小一篇文章竟将多年前的一个故事重新在当事人的心中唤起，那么多大人都被牵连进来。妈妈每天睡很少的觉，忙和思虑很多的事，哎！那样好的身体，四次化疗的时候，她没有病倒，奔波找医生的时候，她没有病倒，大手术，一次次的输血，一次次的化验，她都陪伴我挺了过来，但这会儿，她不仅病了，而且也倒了，可见此事对她打击之大。

然后，故事就到了7月7日，早上我被妈妈推着出去买报，我都有点不敢看，简单的几眼，我发现比他们当时发来的修改稿还"变脸"，为此很可惜，可能是因为以前没发过稿，不知道文章还有被删这么一说，如把"等死"改成"等"，类似掩耳盗铃。我后来形容是：所谓删，是删得字数变短，气势也变短；所谓改，是改得意图圆滑，锋芒也圆滑。在未名湖边，我痛着心，疾着首，不断对妈妈表示遗憾。

所以，后来看到网上有赞同的声音时，我心里暗想要是他们能看到原稿就好了。而看到有的说，写得还行，但不像15岁小孩写的。我就觉得他们"有眼无珠"。后来，我把这话跟采访我的司马南说，他听了"抖"了一下。

每过完一天就翻过一页，每翻过一页又是新的一天

每天看夕阳西下，看长河落日圆，看日暮，看浮云。我突然每天都很"痛苦"，就像我写过的——"我的思绪远可以远到美国大姨家；远到欧洲的音乐厅，咖啡屋；远到台湾李敖住的阳明山的一屋子书，这只是地理位置的不同。**我还去遍历史的每一个年代，每一个角落，每一个人物，只觉得浩浩然然。我怀念着过去，思索着未来。不只这些，远远不止。"我与人、与神、与魂做思想交流。**快"疯"了，心情跟霪雨霏霏连月不开似的。妈妈说："要不找谁来和你谈谈吧，你这么痛苦。"我说不用。和妈妈说了一会儿，我突然想出解决方案："看搞笑片去吧！"两人相视大笑。

我拿来一张纸，在开头写上"亲爱的"。然后将我的心思一股脑写下，虽然我还不知道要发给哪个"亲爱的"，但写着写着，就变成给泓了——

"亲爱的：我之所以这么称呼，是因为我与你很亲，又很爱你的某一方面或全部。""因为是突然有的冲动，所以都没想好说什么，也没想寄给谁，应该是四中女生吧。大姐姐，会懂我的。我有必要在这个时候，留下一些痕迹。""我想你有许多烦恼，肯定的，你大概需要先减少一些活动，认真学习，不然我会嫉妒死，你那么有才华，施展的机会还在后头呢。""今天我看了周国平自传，里面讲到他上北大的经历，他与郭沫若的儿子郭

世英与几个人的友谊让我心动，他们谈论着一切，并用文学来回交流思想，我特别受触动，现在哪里找这样心灵上的知己呢？他们思想交锋，他们语言论战，在那样一个特殊年代，这些大学生……我太激动和向往了，他们的心灵单纯而又复杂，他们写下的字冰凉而又灼热，可我们呢？我找谁去谈文学、谈艺术、谈理想、谈未来？他们在想什么？我在想什么？""他们那样团结，那样凝聚，我不行了，我们在干什么？被这样一个教育机器培训出来的一代人，当他们成为工人、老师、作家时，社会会是什么样？"

又一个学年结束了，此时，我的同学们初中毕业了，天儿、泓等人该上高三，怡颉上高一了……

每个人都很辛苦，我已经不敢再问天儿的情况了。最近我倒是想出了一个对教育局禁止校外补课的形容，就是：洪水来了，政府不忙着派人堵，只要求民众不许跑，老老实实呆家里，免得引起混乱。

7月2日，学校也请我去参加毕业典礼。我当时脸差不多好了，但还有一个个结痂的东西，远看就是满脸大黑点，属下巴上那个最大。人家见了会不会吓一跳？妈妈笑说："你到时候就说，你想学毛泽东，但没学好，画黑点画别的地方了，最后你为了区别，就把下巴上那个描得格外大。"

典礼就在学校内离医院不远的一个老楼里举行。老楼很老，没电梯，楼梯陡峭，"文学四杰"一起使劲，虽然其中一个"杰"

正在轮椅上坐着，几个大高个把我抬了上来。终于看见全年级的人坐在一起是什么劲头，每个班都派一个代表上台回顾三年历史，还放各自做的幻灯片，极其搞笑，全场不时爆发出热烈掌声、笑声，唯有我们班的连班长上去，说了一通与我们班三年来干的事情一样乏味的演说，我一听就听出有班主任的口气。最后我还被请上去，老师们发给我了一个荣誉毕业生证书——

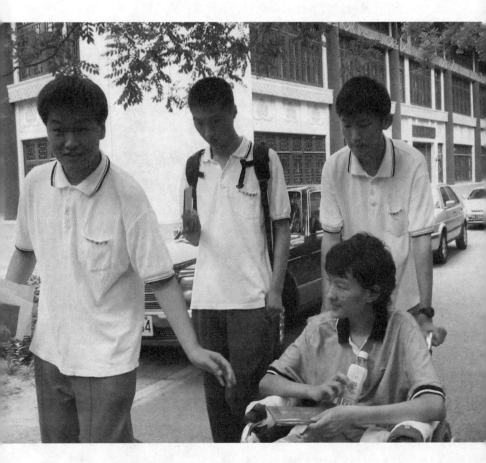

也就是说，我也毕业了！哈哈！

因为同学们不太知道我的情况，突然看见这么一个人冒出来比较好奇。**我在台上坐着，说了几句话："每个人都在经历考试，你们是，我也是，你们考砸了可以，我考砸了命就没了。**我看着你们的辛苦，你们在学校的奔忙，而假期与平时的区别就是学得更紧凑一些，老师不逼改家长逼了。"

我的同学们在笑。**我唯一可以庆幸的就是自己已经"定型"了，这一生，我都不会说套话、大话、空话，因畏惧某一种权威而怎么怎么着。**

毕业典礼后，"周、李二人转"（席西、马勃），外加钔子，三个大高个推着我回医院，之后我邀请的三个女生也来了。钔子一看见小云就说："我走吧。"席西讽刺地说："你要走呀？"说了一会儿后，几个男生撤，女生留下。

慧、燕燕、小云三个人坐在我床前，我趁机也采访一下她们的学生生活情况。慧兴奋地讲起她和钔聊小云的故事，钔的种种"行径"，钔笑着要给小云买什么礼物，小云到钔子家的故事，钔子将小云送的照片摆在床头，我笑着听着。突然有一瞬间我几乎忘记了自己在哪儿，那是当时最真实的感受，我觉得自己似乎笑的时间太长了一些，眼前的人物也不太真实。后来慧讲起班主任看见我写的东西向慧家长告状结果慧挨打的故事，小云在确认老师看的不是《悠哉悠哉》后喘了一口气。当时我突然有一种愤怒的感觉，就是男子汉自己做事自己当，小云是女的，没入男子汉行列，但既然做了有什么可害怕的？反正我自己算当了，我愿意坚持自己的理想，并为之付出代价，我不怕！我出离愤怒了。

那天，她们走了，我依旧安然睡午觉。

记得我给几个同学打电话请他们去买《南方周末》时，春子问："星期几报纸出来呀？"我说："星期三。""那怎么叫《南方周末》呀？"

这是个好问题，以后得问一下。

7月7日我的文章在《南方周末》发的时候，琬儿来看我了，我和她玩得特来劲。我将天儿送的《功夫》里周星驰吃的那种"转圈糖"给琬儿吃。我们俩在一起照相，事后看，时刻都戴了

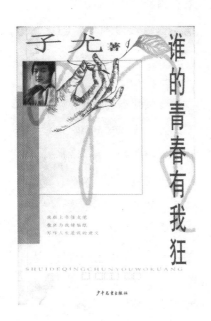
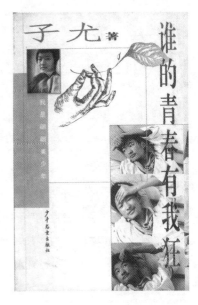

个发带的我比她还要瘦，还像女孩。

说起发带，我妈还买的是白的，整天坐着轮椅在校园转，人家都问："脑袋伤了？"

我们在北大校园里度过了冬末、春天、夏天，窗外的那棵参天树已然繁茂得不得了，到了夏天，天天掉吊死鬼，走起路来不容易。

接着来的事情是新书发布会，出版社原本设计了一个，我们提了一些意见，朱正琳伯伯又帮忙，想出了一个绝佳的方案，可以叫它是"青春论剑"，把我笔下的人物都请来谈话。最后社长说，两个都搞，一个大人的，一个小孩的。

最后大人的那个我没去，妈妈去了，说也不说别的，只念我最近写的两封信。

其中一封是我写给怡颉的读后感。我请几位同学写一下我，算是出自同龄人眼中的自己。怡颉写了一篇，我写了一点自己的想法作为批注。怡颉开篇便写：

"突然想起一个从未谋面的朋友，他是妈妈北京同事的儿子，且唤他为子尤。对于子尤，我并不陌生，看过他的文字，听过他的声音，欣赏过他的才气，领教过他的调侃，尽管未见其真身，但对他的气质我已能揣摸出七八分：时而幽默健谈，时而又腼腆内秀，同时具备15岁少年的敏感和45岁中年人的坚韧。"

我加了句："我也不知道你是夸我还是骂我呢，是不是还得加一句：85岁老人的身体？"

"去年3月的一天，子尤在学校里突然胸闷胸疼，几乎透不过气来。当他母亲闻讯赶到学校时，他已在地上蜷曲成一团。"（子尤批注：我是毛毛虫呀？瞧我这惨样，我就是再难受，也不能在地上呀！）

"昨天从电话中得知，子尤已瘦得只剩一把骨头，头发都掉了。"（子尤批注：我也不知道是哪个昨天，但总不至于瘦成骷髅吧！要知道，现在我是满头乌黑的卷发，也叫狮子头！）

"我已活了18年，却从未经历过生离死别，但15岁的子尤早已习惯身边的病人戴着氧气罩无知觉被地推进来，又蒙着白布无知觉地被推出去。"（子尤批注：我是不是住在太平间呀？跟鬼故事似的，太可怕了！）

"子尤是坚强的，无论是面对一年前父母的离婚，还是病痛的折磨、死亡的威胁，他都保持乐观开朗。在电话里他总说：我很好，真的很好。"（子尤批注：这不是睁着眼睛说瞎话吗！都惨成这样了，还说这种话。不行了，我要被这个叫子尤的男孩感动哭了！）之后，她放了一首诗。

最后我写："后面的这段诗非常好，使我回忆起那段情人节打电话的时光，我要发表一些看法了！总体来说，我觉得我的形象有些太惨了些，虽然最后那段总结特别特别好，但你好像在缅怀一位同志的生前身后事，我还是希望可以加点咱们打电话比较有意思的事，我的那个形象亲切一些，我可还保存着咱们去年寒假的通信呢！少讲点我可怜的经历吧！"

怡颉原本说暑假要来北京，我跟她说："太好了，到时候我带你游北大。我已经为欢迎你来把北大有几个厕所都背下来了。"可惜后来未能成行。记得一次她来电话，我边打点滴边跟她聊天，习惯性地喊了一句："我痛苦呀！"她认真地说："你过去从来没有跟我说过痛苦，在我印象里你一直是很快乐的。"我马上说："对，我准备转型，做多栖演员，希望观众朋友们一如既往地支持我！我会努力的！"

　　接着说新书发布会，我开始准备通知谁。这不是我的独唱，这是"论剑"，是每个人都精彩，我一个个写很来劲，但当"人物们"到一起是什么样？

　　我决定让泓当主持人，她叫"四中女生"，我叫"文学四杰"，等等等等，安排一气。我让钊子来了一次病房，他继续"大男子"之心，无视"对手"，没想过怎么准备，好像有对方怎么说他就怎么"骂"回去的意思。

　　我说不是让他打架来了，是要讨论问题。我准备了几个议题，又让泓准备几个。记得书出版前，我问她："可以用你的真名吗？"

　　她说："哎呀！我还没想过。可以吧！我妈还不知道呢。"

　　后来我越想这句话越怪，这算什么理由？就是因为她妈妈不知道才应该用假名呀！没想到后来出现了一场"人间悲剧"。

　　然后，就是 7 月 28 日的发布会了。前一天晚上，我依然看完了四集《我爱我家》，然后沉沉睡去。第二天早上我 7 点多就惊醒了，这显然不是我一贯作风。醒来的那一瞬间，我想到：今天要开发布会了。后人有诗为证（其实就是我写的，但人家曹雪芹都爱这么说）：

> 发布当天，不安坐立，面色苍白，直喘粗气。
>
> 手脚冰凉，四肢无力，电视解闷，唱歌打气。
>
> 心脏乱跳，血流凄厉，生无来由，死无意义。
>
> 仰天长叹，叹我叹你，忽而向天，忽而向地。
>
> 躺下睡觉，噩梦来袭，辗转反侧，不会呼吸。
>
> 饭菜不思，只会拉稀，茶水不想，尿频尿急。

这是一个非常真实的情况，我并不是紧张到那儿怎么说，我对此很有信心。7月初，毕业典礼之时，我之前也是很紧张，但一上台，就觉得台下观众全在我股掌之中。那我紧张什么呢？

我也不知道，就是爱激动，老窝床窝的。席西来短信，告诉我电视上在放《仙剑奇侠传》。妈妈已经累倒了，在一旁睡觉，为了转移注意力，我干脆叫姥姥来跟我下会儿棋。

终于到下午了，进电梯，到一楼，出医院，上汽车。汽车快开，我心快跳。终于到了万圣书园门口，我小心翼翼地走出车，席西、钊子出来"接驾"，又是被抬上去。熟悉的走廊。我被推到了一个灯光昏黄的小屋子里。一些我熟悉的大人都坐在靠墙的地方，一个大桌子放在当中间，四中的五个人已经坐了一侧，正激烈聊天。

我坐好了，一个记者在我对面拿相机啪啪拍我，他又让四中女生与我合影，给我们设计了个握手的姿势，但转而又觉得太假了，像接见外宾了。

活动开始，我觉得自己的声音怎么那么小呀，但后来放开了也就不觉得了。我首先得介绍来的人，因为来的都是朋友，刹那间感慨万千。

我笔下的人物都坐在我跟前，气势雄壮得就差没奏乐。我对坐在我对面的一豪说："这是我的小学同学一豪，他美好的品德经常让我自惭形秽。"

"这是李想，听说他妈妈做衣服非常好，我希望有一天能穿上他妈妈做的衣服。"话音未落，我突然看见他妈妈就坐在旁边。傻了。他妈妈笑着说："我非常愿意。"

"特别推出钊子，他是我非常好的朋友。他是一个绝佳的例子，说明读书可以改变一切。"钊子"叫嚣"："我不识字！"

我介绍雨薇时，用了歌词和自己的文章："有这样一个女孩，她不多说话，却已经说明一切，不多表现，又胜似千言，她的名字，就叫小薇，她有一双美丽的大眼睛。"

"安宁，她的丰富使我见识到，女生也可以这样生活，是你率领这样一支'心连心艺术团'到我这儿。"

马勃还没来，我们派人找他。人家说，他长什么样呀？我们说，太容易找了，你就看人群中最高的那个就是。他最应该来，因为他家就在紧旁边。我经常搞笑说："每天他要上万圣书园就开窗户直接跳下去就是。"

但他没来，后来他说来过没找着。

社长说："大家猜猜谁是哪个人物？"后头的大人窃窃私语："这是不是那个马勃呀？哪个是瓜皮？"全是看过我的书的人。

讲话一直在进行，我俨然以主人姿态，先介绍了一下万圣书园与我的渊源。5年前，我在这儿开始自己的写作之旅，今天，似乎一个圈走回起点，我的作品公开接受检验。我请安宁朗诵

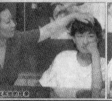
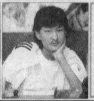
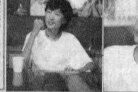

市·焦点　北京青年报　2005 年 7 月 29 日　星期　■执行主编/祝晓光 编辑/于晓蓉　美编/吕平 责校/李萌　■联系电话/65902200　■E-mail:benshi@ynet.com

"二十世纪出生的天才作家里，女的只有一个，张爱玲；男的就是我，子尤。"——这话狂吧！昨天在北京首发的新书《谁的青春有我狂》的扉页上，赫然着这样一句让人看了"吓一跳"的话——它的作者是一位青春尚没出的少年，叫子尤。

别以为子尤是"80后"——他出生于 1990 年 4 月的北京，刚满十五岁，已经是十足的"90后"，不过就是这个看上去比"80后"作家们还稚嫩的孩子，却在 2004 年 3 月被查出身患癌症，多次面临生命危境，用他自己的诙谐形容就是："一次手术，两次胸穿，三次骨穿，四次化疗，五次转院，六次病危，七次吐血，八个月头顶空空，九死一生，十分快活！"

年仅十五身患癌症　直面病痛激扬文字　新书《谁的青春有我狂》昨日首

90后狂狷少年：癌症挡不住我发

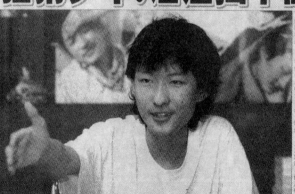

青春少年不幸罹患癌症

"2004 年 2 月，一次我跟妈妈约出门，一起去大钟寺，突然对妈妈说，一个人的一生要望有一个传奇的人生。一个月后，这平桥之上在孩子之下的日子，竟成我得了癌的，怀疑病就真到我的。"——这是子尤在自己的散文里。而一位癌症病人，和一个正要迈往生命之春的男孩，了了一本书，从下午 3 点一直春到天黑，为挑款起这子尤圣十名，再涂抹自己的孩子。

"我能已经可以给人签名了。"子尤接过书，记着墨绿色，边签上自己的名字。子尤不显得，此时，带着青春的笑脸，只看这些，他跟只他人觉得边青春的孩子没什么两样，可他似乎经历的十参四度式。

少年 15 岁的子尤曾先后在北京家庭小学和北大附读，后进入北达资源中学读初中。2004 年 3 月，正在读初二的子尤在学校上课时，刻起死亡。被送到医院查出胸腔里长了十多厘米的大肿瘤，周围被血管包围，非常危险。

以后，子尤的病被确诊为"纵隔非精原生殖细胞恶性肿瘤"。这种癌症现代少见，也没有手术的办法，为此子尤的母亲柳红通过几家外科权威，请他们看片子，专家可来对这有一位差过放射并有过同样手术经历，而这两例都未百年下来发死。

子尤的母亲柳红为患病的儿子看诗规律的多道。"病发是儿了，不管遇路做在何床。医院全知配属出去时，一层子的大

子尤和 8 岁口腔的第一篇文字的班组和《短妹》在内的 7 年来随笔、杂文、小说等共 55 篇。其中 2004 年 3 月有发的即有 7 篇多次类似新诗语一节目访谈，还有披这《咽叫时代《红楼梦》的《悠悠悠沉》。

记者仔细阅读了这些文字电力已经完全超过了一位 15 岁优秀流畅，见解独到锋利、跳跃。号，也设有任何呻吟的诉说，子尤青春文字里的作品形成、很多类似扁页用那种的"狂出 15 岁的年轻，让人觉得分外不管。

"我跟上帝借过笔，做且为便是我的意义……"

"李致是才子，才子就是浑章、谭爱好科技、哲理，天才就是内金的本领的……"

等等轻松热炒话，书中比比皆是的文字，也毫不拖泥带水。柳红运过，作家史铁生来看望子尤时，意地交流彼如何解入冥释："你这那个病治过吗？"

出版这本幕锋的是两儿童的说："子尤的作品大不，我多了是如何看待生活和幸的，这样母爱的体验。我们这么多人能对孩子子尤认真说一说。"

了我 9 岁在这儿写的诗。

然后，我就笑着说："我身体不好，就让泓来主持吧！"于是谈话开始，我们本来准备几个题目，但一说起来可就没准了，泓先作为主持人说起少年作家问题。她不容易，但很专业，不断地要挑头。时间过半，她说："好，现在再讨论一个问题就可以了。"我笑着说："你猜我想讨论哪个？"泓马上说："那就讨论早恋问题吧。"

我突然想起泓曾嘱咐我："到了那儿，你就别提我的事啊。"

讨论早恋问题时更有意思，泓让在场所有大人包括我姥姥都说，对于青少年的爱情的看法，无人不说好，无人不说美，钊子说："这怎么和我平时听的不一样呀？"我也是如此想法。

泓对朱正琳伯伯说："我是叫您叔叔还是爷爷？"

一豪提到女生使他们班男生都要决斗的事情，我更是故意装哭，了解我的人都会心一笑，我就一豪的问题，突然萌生想法，说学校应该增设恋爱课，让大家正确恋爱，规范一下即可。一豪很保守，记得有一次几个小学同学来，我采访他们对性知识的了解，他就大喊我要出去。后来几个人聊着聊着，说，不知道一豪现在在哪儿，是不是在门边偷听？结果开门，他果然在门边，他大喊冤枉，辩解自己是刚回来。众人皆笑。

聊得热烈，我和泓说话最多，其青春气息本来不以为然的大人震惊赞叹，我也给病人形象增光添彩，这次"青春论剑"很成功。当晚《北京青年报》连夜写我的报道，非常辛苦，仅把我的病从翻书中搞明白，就是难事，**第二天《90 后狂狷少年：**

癌症挡不住我发言》的报道出现，成为对我的报道中比较重要和精彩的一篇。其他报纸在仿效中，就把我和"狂"联系起来，后来我在回想谁是"始作俑者"时，想到《北京青年报》，但人家写的是"狂狷"，这是可以的，而后来的报道渐渐写成"狂妄"，这就糟糕了。

后来就有人认出我了。我记得第一次被认是在校园里，有一次有两个女生推着车一直在旁边盯着我，我都不敢看她们，后来她们才缓缓问："是子尤吧？"叫得很亲切，我很感动，反正我这模样目标比较大。一问之下才知道，她们是北大附中的。

一次在医院里被推着进电梯，电梯里的另一个人突然说："哎？你就是那人吧？"我说："对，我就是那人。"

有一个比较有意思的事情是，一个叫田骅的人给我留言，对我的文字极其喜欢，他（她）的博客（我也是由此知道博客这东西的）的名字甚至都用了我的诗句：飞花飘晨。上面的文章也用了很多我的比喻，诗歌更是亲受我之真传。我们开始通信，我还由此灵感萌生，写了一首诗《有这样一群人》，因为他（她）讲自己要上初三时的辛苦。

妈妈的朋友来信，祝贺我有了一个红颜小粉丝，我说先别高兴太早，没准不是红颜，而是黑脸。

对方到底是男是女，是我们一直猜测的问题，而且这个名字也是男女莫辨，文字又都是温情脉脉的，男生不容易写。

妈妈曾问："要是他是男生呢？"

"要是男生我就得病三天了。"

那天下午，我的心灵饱受打击，终于一病不起。

我由网络发现有他们班的合影，赶忙打开，只见一张大照片，照片里的人一个个穿着蓝棉袄，有点二战后摄影师拍的德国集中营里幸存犹太人的意思，当然，那些犹太人是连棉袄都穿不上的。底下写着：从最前排到最后排，自左到右排列为——

于是，我开始小心翼翼数起，底下标明第一排写着六个名字，我就看照片里是不是也有六个名字，有的。第二排有五个名字，照片里呢？也是五个名字。第三排有八个名字，比较麻烦，他们照相也真是的，站得特别挤，这让我在数数方面很有困难。但是田骅就在第四排，我岂能放松？女生坐在前面，男生在后面，眼看着越数女生越稀松，男生越来越多，而我的心也是越来越凉，我的手也是越来越抖，第三排八个女生也数完了。我看看，田骅在第四排左数第二个，第四排左数第二个，我找找看——

不对，难道——我的目光定格在上面，那照片上的一张张笑脸呀！不不！我瘫倒在床上，不对，我要再数！我的手颤颤巍巍地开始了：第一排有六个人，对的，第二排有五个人，第三排八个，第四排——呜呜！我瘫倒在床上，不对！可是这是事实，第四排左数第二个是一个男生，一个矮小的、戴着眼镜的男生。

要是紧挨着他的一个好看女生是她就好了，只可惜后面很丑的男生是他。

但我依旧无法完全相信。此事到现在依旧未能破解。

每天的生活照旧，老有事，比如突然腿红了一大片，等等。

我一直期盼《星球前传3》，而且要在电影院看，因为前两集我都是在电影院看的，那时我还在上小学。有一次经过大讲堂，看见要放这个电影了，很高兴，早早买票，后来钳子妈来，说这个事，她说让钳子也来和我一块看吧。

我很高兴看到钳子来，他推着我的轮椅，我激动地和他说话。他一来我就要变一种说话方式。三人一起看了电影，看完后妈妈问他要不要到医院拿点电影杂志，他说不用了，匆匆离开。

后来我又写了一封信，在开头写了"朋友"二字，同样是不知道给谁，同样是给了泓。

朋友：

原来我都不会写信的，但现在越写越溜，上周发布会，泓谈自己对郭敬明的看法，说得那么好，但她也要先看别人的态度，大可不必嘛！如果别人是崇拜郭敬明的，泓就闭口不谈，岂不可惜！

别人大概走出学校后，才会开始想以后怎么生活，工作有无着落，但我现在就开始想了，我现在就已走出学校……生活中、心灵中的学校。我脱离了死板的控制，可以自由思考，不是简单思考干什么工作，更是思考今生之意义。不管它有无来生，先把今生过好。

我以为自己找到了知音知己，我努力想把他们拔到与自己同等的地位，但矮子再怎么抻还是那么高，我成为了名副其实的高不成，低不就。我从我的关怀宽容与大家处得不错，但在这特殊之时，特殊之处，我需要思想的碰撞，思想的提升，思想的问答（你比我大几岁，也就不用算我的同龄人了）。

暑假我又认识了一个女生。朋友介绍她也爱好文学。

豆豆进来了，她长得特别高，白脸，圆脸，笑脸，配一副眼镜，她长得特别像大人。后来家长说起时，她也承认，说："我提个包就可以上班了。"我当时心里暗想，不用提包你也能上班了。当然，没敢说。

她看见我床上放的《尤利西斯》，就聊起它来，她看过我的书。我说自己写过一部和它很像的《10分钟，那人死了》，她说她看过，她看的时候就想到了。

会面结束后，过几天她写来一封很专业的讲《尤利西斯》的信，于是我准备回一封很"专业"的。就用《尤利西斯》的写法来写，标题就叫"来自子尤利西斯"，写得"乱七八糟"，天花乱坠，什么手法都用上了，各种字体的字混在一起，第一人称，第三人称，旁白，独白，现在进行时，过去时，估计乔伊斯老爷来了都看不懂。我这信可是言之有物的！这是一封正经的回信！只不过写法独特了一些。

写完之后，我非常高兴，但不知道怎么回事，我当时没发出去，过了一会儿，我找不着这信了。现代科技害死人呀！人愣是得被自己制造的东西给急死！为此我差点得病三天，再也

没力气再重写一遍这封信了。后来我妈妈给她写了一封信，也提到我这个事情。

开学后初中同学搞了个聚会。后来连班长问我小云和钊子怎么了，许多同学都问过我这个问题，成心还是怎么着呀，他们实在是问错人了。过了几天班主任、钊子、马勃来，聊了一会儿，其余两人走，马勃留了下来，经过中考的打击，他似乎

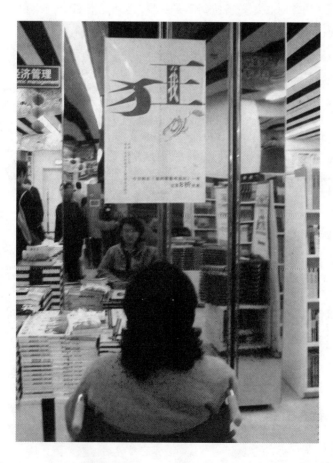

成熟了很多，磨难是可以磨炼人的，他有了很多想法，就一直坐在床边说，而且他很爱跟我妈说。说到小云、钊子等事情，他还说："朋友如手足，妻子如衣服。"当然只是引用，要真这么信就糟了。

妈妈说："我不知道该不该告诉你。"我说："没事，说吧！""其实那天钊子妈妈让钊子来北大看电影，钊子一直扭捏着不想来，原因是那天晚上有小云说要给他打电话。"

我当时一听，一直嘟囔着："我应该给钊子打电话说一下。"妈妈说："说什么呢？有什么可说的呢？""不行，必须说，说了就了断了。""何必再说呢？"马勃坐在那里，看着我，喃喃地说："爱得那么深呀。"当时我是什么状态呢？我也不能再说忘了自己在哪儿了，上次已经忘了一回了。还是用那个老词吧！我的心从这边一直透到那边，中间全是伤，简称伤透了心。望着电视上的《我猜》，却一点也笑不出来。

故事继续。每日生活继续。经常会有突发事件，比如有一天晚上我在床上肚子疼得死去活来，翻来覆去，

每天。我躺在床上或坐在轮椅上。我去了一次图书大厦，在放着我的一摞书的地方照了张相。

就在这时，我结识了"她"，现在回想初时与陌生的她相遇的情景，形象已经有点模糊，心理也大不一样，因为现在我与她太熟了。

第一次见到她是在某个晴朗的一天，妈妈照例推着我散步。当走到大讲堂的后面时，迎面来了一个梳了两条辫子的女生，

说时迟那时快，她突然目瞪口呆地望着我们。我心里奇怪，想这条小路上除了我们俩好像也没别人了，我这模样也不至于把她看成这样吧？只见她飞快从包里拿出《三联生活周刊》，看看封面，又看看眼前坐在轮椅上的我，然后笑着缓缓走近，和我们聊了起来。

她激动地说："前天听说这个事情，昨天去买了杂志，今天

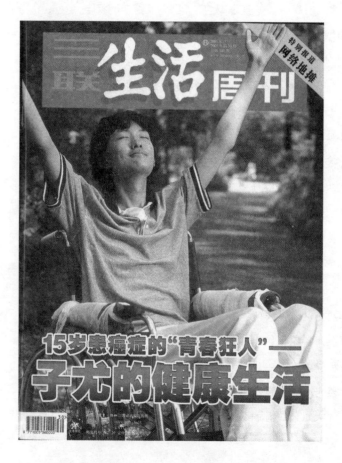

就碰见真人了！"后来我和妈妈每每提起这个事情，都为"真人"二字而笑，觉得此形容真是有趣！

第一次见面是短暂的，我告诉她自己就住在校医院，有时间可以来，就此别过。

生活在继续，时光在流逝，我和她没有再联系。

过了一段时间，经历了上午自己在北大讲堂台上接受学校为他们的"荣誉学生子尤"颁发的特殊奖时面对满场或欢腾或激动的鼓掌无数的学妹学弟们的犹如奥斯卡颁奖典礼上主持人般既神采飞扬又挥洒自如的表演和中午分别通过网上视频和电话与千里之遥的上海的出版社请来的客人挨个聊天后，没有睡觉的我，是着实疲倦，身体自然有些承受不住，电话此起彼伏，"忙"这个字在此时是如此逼真地体现着。总算一切安定，正昏沉间，门外传来轻盈的敲门声，她笑着进来，手里拿着礼物——一朵百合花，并说明自己只买了一朵没买一大堆。突然又来了电话，妈妈跑到阳台去接，而我呢，则躺在床上接待她。为了保存体力，我耷拉着眼睛，有气无力地和她说话，而她则开门见山地说上次见我的时候，她正伤心呢，结果我和妈妈就来了。我笑着说，我们俩就是上帝派来的天使，来安慰你。

"你长得很好看。"我说。

"谢谢。"她答。

我想说，陈述一个事实是不需要说谢谢的，但没来得及说。

她的说话声音有趣，像是哼出来的，陈述平常事情都像是带着情绪的埋怨，当然，这不是贬义，而是我找不出别的形容；

她走路像是一瘸一拐，但我马上想到现在人走路都这样，而且个子越高走路越恐怖，我的那些朋友不仅都一瘸一拐了，身子往前倾得都要摔倒了。

　　她如此直接地说起自己伤心的事情，有些使我意外，后来不知怎么的，她活蹦乱跳地又将气喘吁吁的我带进了她的感情世界，她说她刚失恋，而我则以自己的故事回赠她，她兴奋地说太有意思了太有意思了，谈笑间满眼的单纯。我便背起了唯一能想起的一首诗《绘》，并嘱咐她这首是最差。然后，开始

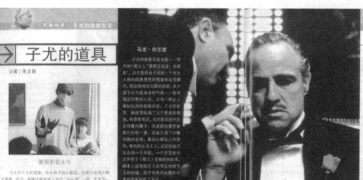

躺在床上，眼望天花板，偶尔挥舞起瘦长手臂地朗诵，声音慢悠悠而没力气，不过也自有一种挥洒。她在床边也是听得高兴。和这种人聊天就是舒服呀！干什么对方都有反应，我就喜欢喜形于色。

等妈妈回到屋子，看到的是她对妈妈高兴地说，"太有意思了！比所有报道他的文章都有意思！我以后每天都来看他。"

我们三个人就如此这般地聊起来，说起失恋的事情，妈妈说："瞧你这模样怎么没看出失恋的伤心呀？我们那时候都——"

她说："我伤心！我伤心！我特夸张，每天都哭，有一回哭了一晚上。"说起她已分手一个多月的男朋友，她说："他在一个很俗的大学，我都不愿提起它的名字。"于是我想到了同学之间打趣时说的：五台山中学，五路通中学，温泉二中。最后贝贝说出："清华大学。"我听了之后就不行了，更晕了，头有些不舒服。

问起她的家庭，她"恨恨地"说："我妈还是中文系毕业的呢！给我起了个名字叫贝贝。"

我说："这个名字好听呀！叫起来舒服。"

她看见墙上的海报，就和我聊起电影，由《漫长的婚约》，说到《天使爱美丽》，她说她好喜欢那部电影的感觉，接着讲起了一些自己的怪僻爱好，我便滔滔不绝开："天使贝贝……"将她的怪癖和《天使爱美丽》中的台词融合到一起。这次会面也就圆满结束。

贝贝走了以后，我彻底倒下不起，直睡到快8点。妈妈看再不叫我就不行了，故意把手机打开，让铃声将我弄醒，我起来吃了饭，看了会儿《六人行》，又倒下睡去。

　　第二天出去散步时，我就坐在轮椅上向天叫起："贝贝！"一声比一声凄厉，估计上帝听了也会无法忍受。

　　那天晚上，上帝实在忍不住我的叫，终于下了决定——病房门外一阵轻盈敲门声，那可爱的来了！知道我喜欢电影，她帮着我下了两部电影《悲惨遭遇》、《马达加斯加》，我说："《悲惨遭遇》里面是不是有蛇的镜头？我怕蛇。"

　　"啊？"她掰指头算了算，"大概占了20分钟吧。"

　　"20分钟？我特别怕蛇，连漫画上的蛇都不能看，听见说这个词我都心会抖。"

　　"啊？那你别看了。我也有怕的东西。"

　　她把两部电影放到我的电脑上以后，我边趁机给她看电脑上的照片，并担任讲解工作，把一年多以来的生病经历讲得是五光十色。当要看到我的肿瘤照片的时候，我说："你要有心理准备啊，要不要咱们签个协议，你吓坏了我可不负责任。"说着就出现了我肿瘤照片，贝贝面露狰狞之色，我赶紧换掉。

　　我说道："所有说看过我的书觉得特感动的人，都是没看过我的书的人。"

　　9月7日，星期三。贝贝说那些人看见我震撼得刺痛，她说她怎么没觉得呀。她说，虽然比我大这么多，但她觉得她挺需要我的。我说："我就是你的借书证。"

此时此刻，2005年9月9日下午，我正写着以上的文字，门外轻盈的敲门声，妈妈去开门，又是那可爱的！她还是一如既往的感觉，"一瘸一拐"的步伐。

"在写东西呢？"她说。

"是呀！写你呢！"

"哦？那把我写好些。"

"没问题，所有被我写过的人都说我把他们美化了。"

她还想写我，我笑说不用了："不过写了也好，你肯定写得很好，要是能改变一些人们素来存在的观念就好了。比如来看我的人看见我越快乐他们就越心痛，我难受他们也心痛，反正就是我无论怎么表现，他们都心痛，不像你。"

她问我腿上红的那些块怎么样了，我告诉她挺好的。又说，自己刚才在床头磕了一下，很害怕，又笑着说，磕完之后连今天上午有什么事都忘了。

她说："没关系，今天上午我还没来呢！"言下之意忘了也没事。我将她上次给的两本书还给她，她说没看完再看也没关系，自己翻着《与李敖打官司》。我告诉她自己看它哭得厉害，她表示惊讶。

之后她真的像她说的一样，每天来。

她又披着一头刚洗过的黑黑长发，提着洗浴用具来了。妈妈趁机走了，依照老惯例，我坐床，她坐床边，两人聊天。我告诉她，我想和她仿照电影海报照相，有四张任她挑选，我边指着边让她看，一张《随爱沉沦》，女的站前，男的在后，"这是我准备和才女拍的。"

"哼！"她又满是哭腔地说，"你把我排在才女的行列之外了！我太伤心了！"

"没有没有，我就是那么一说！第二张——"我指着《佐罗2》的海报。女的在前，男的（也就是佐罗）在后面搂着她的腰，两人的脸紧贴着。

"不行不行，我不能穿低胸的裙子。"

第三张是 *The Upside of Anger*，男女都低眉微笑，女的将头靠在男的肩上。

第四张是 *Fever Pitch*，样子与第三张相仿，只不过两人都是笑着的，女的将头靠在男的肩上，灿烂地望着镜头，男的则望着旁边，露出棱角分明的侧面，鼻子显得挺拔。

"怎么都那么麻烦呀！"她说，指着最上头的《史密斯夫妇》，"你瞧，那俩人摆的姿势多容易呀！"

"不行不行！我已经够便宜你的了，没让你做那个姿势。"我指着《帝国反击战》，只见男的搂着女的腰，将其平放达到水平角度，男在上女在下，两对眼睛含情脉脉地对视着。

"你想得美！"她嗔笑着。

最后当妈妈回到病房的时候，她得知我们俩已经选定第四张海报的样式。

那天晚上，我还睡不着觉时，就开始唱歌，照着某种曲调，自己往里加歌词，"苏贝贝说，苏贝贝说，你想得美，你想得美！"

妈妈笑着问："你对他提了什么'非礼'要求了？"

我将原委一说，妈妈笑了。

9月21日，星期三。我正躺在床上，突听得门外楼道一阵叮光乱响的碎声音，像是有东西砸坏，像是有人摔倒，像是火车开进，像是天花板塌掉。门开人进，来者不是别人，正乃贝贝是也！她一瘸一拐，像是搬着个很沉的东西。"终于给你借到了，"只见她从兜子里拿出一大厚本《基督山伯爵》，"慢慢看吧，真不知道他怎么写了这么多！"她那黑长的湿发，让我知道她刚洗完澡。妈妈将我告诉她的"想得美"的故事提了。

贝贝说："昨晚想了一晚上，真不应该跟你说那句话。"

我都没明白过来是哪句话，大概想明白以后就跟她说："没关系没关系，正好给我加了写作素材嘛！"

她特爱瞪眼睛，我笑说，不要老是在我这个小眼睛面前示威！

她承认自己说话带哭腔，说给人家打电话，人家总会说，你哭了。她说自己有一个伊拉克同屋，跟她说话，她会问："你跟你父母吵架吗？"

她都不敢走路了。

她后来写信的时候也说，我知道你不把我当才女，那样也挺好。

我心想，哪儿呀，都学成这样，太有才了。

她给我拍纪录片。

后来她写了一篇《我和子尤》：

"要知道子尤出院的时候我心里有多不舍，就知道让我在这写这些东西有多困难。但是毕竟那对他是很好的选择，我也应该替他高兴。认识3个月了，第一次看到子尤站起来——高高瘦瘦的，仙风道骨。同屋女孩说他像李云迪，哈哈，李云迪哪里有他帅啊！子尤的俊朗不是钢琴的华丽，是小提琴的清雅。想起他说话很轻，好像秋天的风，干净轻柔带着幸福的干草味道。于是，空气里便都是他的新鲜微笑，我也不再容易感伤了。子尤于我是一剂良药，每个人的心都需要这样一剂良药，不知不觉，心上的伤就愈合了，生活开始变得越来越美好。

认识子尤的经历是一次传奇，我每次讲起都像回忆一场美轮美奂的电影。

这个夏末于我来说过于残酷了，好像什么都显得那么不顺利。经营了好久的感情一夕之间土崩瓦解，眼前的考试也是坐以待毙，进入了期待已久的成人世界里却总是'被误解被骗'，每一件事情，是的，每一件事对我来说都是倒霉的、失败的、欲哭无泪的。路边一对并排的空矿泉水瓶子被我踢散，手机里朋友的箴言被我删尽，娇嫩的小脸被我哭花，总之，这个夏末，有我生日的8月唱着凄厉的哀歌，让我心痛不已。

就在我又一次和着抱怨走在北大僻静的小路上，又一次告诉自己'我是世界上最郁闷最可怜的人'时，又一次责备上天的不公和命运的坎坷，我看到了他们——子尤和他妈妈。我必须得说这太巧了。在这一刻的前 48 小时内，我刚在一次妈妈朋友的聚会中听说子尤的故事；在这一刻的前 24 小时内，我刚从报摊买了子尤作封面的《三联生活周刊》，并蜷在被窝里为他们母子落泪；而此时此刻，我却真真的与他们狭路相逢。那种感觉就好像，你正在诅咒天堂，却刚好看到两位最有名的天使从天而降向你微笑。我有时在想，可能这一切都是注定的，生活安排这场相遇，让我重新开始。"

　　出书后，我基本不接受采访，电视采访更是觉得太麻烦，全拒绝了。我的生活非常平静。但不平静很快就要来了。先是台湾记者的突然来访，拍了我几个镜头，接着突然一天，出版社激动得不成地来电话，说新浪头条，李敖要来看我。原来李敖先斩后奏，先跟记者说了这个事。

　　后来事情越来越确定。我们也开始做准备。我把自己的书准备了，李敖在天上往大陆飞的时候，我写下了后来被称为诗的赠言。当时看着电视直播，我突然脑子里有了想法，想写些东西，于是让妈妈拿笔拿本来。她说："你先想好了再写吧！"我答："我一酝就酿！"

　　李敖来前一天，北大副校长吴志攀来踩点，沿着李敖将要走的路线走。我正洗着头，估计他也没看明白我是男孩女孩……那一晚，校医院看大门的拔了一夜门口的草。

　　第二天，房间布置好，我也穿戴好，看电视直播李敖在北

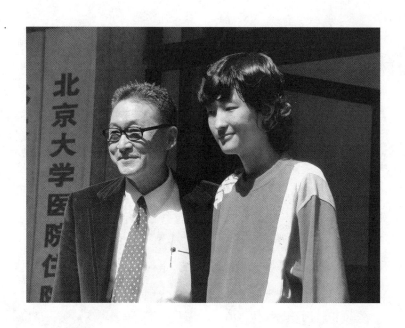

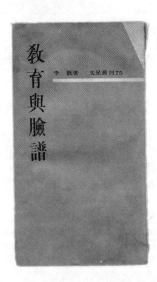

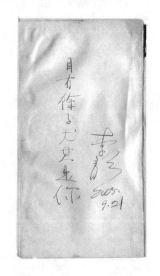

大演讲。凤凰台记者已然在旁拍摄我的样子。他说完后，我们就等着了。妈妈往医院外一看，傻了，发现记者在门口浪潮般涌动。只有凤凰台记者可以入院，其他记者都被拦在外。

李敖被校长簇拥着进来，他看了姥姥的字，又在特意带来的我信中要的《教育与脸谱》上"显摆"自己的字。他写的是**"目有余子尤其是你"**，把我的名字嵌在里边，说："用了你们的语言。"我说："我的字没你好。"将《谁的青春有我狂》给了他，念过两人不言自明的赠言：**"送给李敖爷爷，你也曾青春似我，我也会快意如你，谁敢喊虽千万人吾往矣，谁又将两亿年握在手里。"**他拉长声音说："哦！谢谢。"我给他看了自己的伤口，他说："你的伤口在肚脐眼以上，我的在肚脐眼以下。"我说："那就看看腿。"结果刚撩开裤子，发现腿全紫了。我傻了。后来想，这是紧张紧的。这么多人在，也不能深谈，李敖站起要走，问我妈："你们住这儿是不是有什么特权？"其实，住这儿是最不需要特权的。……

我们送他出去，他一再推让，后来说，是要我和李敖在门口让记者拍照，我必须得出去。电梯里，我问他怕不怕死，他说："原来怕，现在不了。"门口，我问他："你为什么要来到世界上？"他笑说："这要问我爸爸妈妈。"

回病房，一堆记者尾随而上。

简洁地说，这样一个故事，见李敖和见女生挺像的，只不过见女生时围观的人少点，校长不会在边上看。我将它们一样放在桌面上观赏。

在李敖来访之前，凤凰台的人曾来打过前站，问："《鲁豫有约》会采访李敖，要不你作为李敖的小崇拜者也去现场，还可以讲几句话？"我笑着说："等你们真正请我去做嘉宾的时候再去吧！"

听着这话挺英雄的，后来我也会后悔。一日正在写回顾李敖来的文章，我突然想，怎么他们还没来"请"我呀？正想到这儿，敲门声响，《鲁豫有约》的人来了。

去那儿做节目时，我找了两个我的同学，一个陈茜，一个是我们的班长小连。他们还找了钊子，让他负责讲画胡子上学的故事。他没来。

做节目前后的复杂故事暂且不表。话说做节目那时，我们已然搬出校医院，十一期间搬的，我们真是越来越大胆，当然这也是逐渐的。先是搬离血液科，现在干脆回家住着了。

9 月 30 日凌晨，我愣是被肚子疼给疼醒了，去了两次厕所，坐了三回马桶，狂拉不止，来回来去地在床和厕所之间跑。此情此景，让妈妈犹豫还去不去朋友家，去了还到不到姥姥家，估计今天的车会很堵，如果不去，上午可以和贝贝去图书大厦。最终我们还是决定去朋友家。上午，贝贝来了，面对着满墙的美丽装饰（虽然已经被撤掉很多），我让贝贝给我和妈妈照相，留下些痕迹。我又搂着贝贝用她的手机拍照，她说得做成桌面。

就要走了，我不禁感慨万千——

校医院赋

我曾在这里过过怎样的日子呀？它是我所住过的医院中时间最长的一个，我在冬天尚未离去的 2 月来到这里，那时我们想象着"雪化吾儿康复"，如今在十一时离开，秋天已然来临。我们眼见着窗外的枯枝变得茂密，又即将败落。我是在这里开始腿部出血的，为此我离去时仍坐着轮椅；我是在这里开始显露卷发的，离去时我一头卷发长披。在这个床上，在那个夜晚，我曾经一袋袋地输血，抽，哭，笑。病房的布置由简单到丰富，我也由 14 岁到了 15 岁。

在这里，我毕业了，不再是初中生，我出书了，变成了"名人"。从那个妞妞引来的风波，到"青狂"带来的声音，不必提吧！也不用想。众多记者坐在过这里，李敖坐在过这里，许多人都坐在过这里。

我们即将离开这里，告别一段时光，但故事还没有结束，也不会结束。出病房，进电梯，出大门，上汽车，贝贝没有停止她的拍摄，汽车开动，眼见着贝贝在我的视野里越来越小，她在拍着，拍着……

回到家的那几天，我可谓百感交集，一年前的今天我也是在这里……

我在家待着，莫名地涌起痛苦，我突然觉得自己是不是出神经病了？不说话，整天光想事，倒是挺锻炼脑子，不过接着我又想这十多年我就是这么活过来的。**我最近老觉得这个世界特别不真实，不知道这个念头是怎么来的。疯子就是认为自己的想法是正确的，那么所谓的正常人有什么权利提出反对呢？**

　　在姥姥家住了一阵，我又回到了自己家。看腿恢复得不错，就自己走路上的六楼。在家待了几天，发现腿上淤血又厉害了。我继续过该过的日子，阳光好，还到阳台的沙发上晒太阳，旁边的墙上，是川端康成和毕加索对我冷静的凝视。就这样过着。就这样过着。有一天，我晒着太阳，突然看见腿上又出了一块紫块，我禁不住泪落如雨。

　　《吉祥三宝》的名字越来越多地被人们熟悉了，我和妈妈都特别高兴。一次看《鲁豫有约》，发现是采访他们。诺尔曼坐在台下。我突然感到她可以强烈地引起我的心理波动。她的一举一动引起我的一起一浮。我可以感应到她。

　　听着怪恐怖的？

　　《人民文学》有一本给孩子的杂志，想以我的肖像画作为一期刊物的封面，让我推荐人，我选了之然。之然来我家，开始对我进行绘画。我们收到刊物，大大的封面就是之然画的我，我看着那眉毛挺像弗里达的。之然一次来家，我们把刊物给她，她瞥见封面就要倒，最后缓慢拿来看，说："我妈妈就说我画得像阿拉丁！"

贝贝在此期间又来过几次家里，拿着大摄像机不停地拍。

圣诞节前，我给贝贝发短信，问她来不来参加圣诞聚会，她说："子尤，我在剪你的片子呢，已经28小时没合眼了，周六肯定也要在电脑前度过啦，不能陪你过圣诞节啦。不过你的音容笑貌深刻我心，我现在闭上眼都是你。"听到音容笑貌一句跟缅怀一位烈士似的，可怜的贝贝是剪不断理还乱，为了屏幕上的虚幻的我，不得不放弃现实中的真实的我。我对她说："难为你得对着我的疙瘩包脸，加油，是个很好的体验。"

我笑说："你可从来没管我叫过亲爱的。"后来，她每次给我发短信都管我叫亲爱的。

杜轩是我的小学同学。有一次，他和他的老师要来看我。老师问："带什么礼物给他呢？"杜轩也想不出来。杜轩老师问："用不用我带一班女生看他？"我听了大喊，苍天呀，我的形象咋成这样了？

……

《往事》播完以后，泓来了一个短信，说到时候还是要跟我就教育问题辩论，看来还是要帮着应试教育说话。我笑，心想她的例子不仅不能说明"硬"试教育之好，只能显示"软"试教育的宽宏大量。

和贝贝讨论过《如果爱》……

看起来贝贝已经心痛得恨不得我们拿刀把她捅死了。

我哑着嗓子……

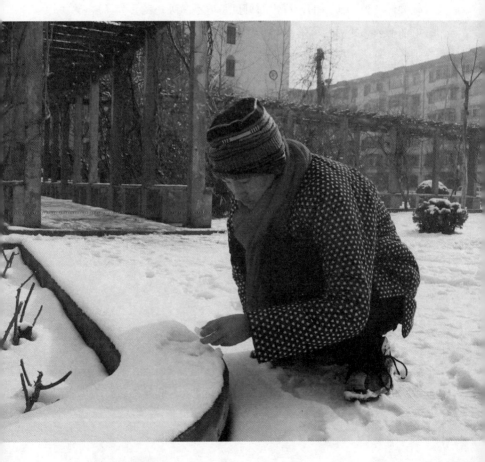

钔子一进来，我就笑说："我是不是该改称呼你了？"

　　他看我独自一人躺在床上，窗外天色漆黑，窗边孤灯一盏。他说："我病入膏肓了！"我作出痛苦的样子说："我比你不容易多了！"他说："我现在上课都麻木了，只看到有一个人影在前头说话，我只能使劲眯着眼睛看。"

　　他说："我最喜欢你的诗是《低语》。"

　　他仰天长叹："我的天儿呀！"突然惊醒过来说，这话怎么耳熟呀？我已经乐不可支了，他才醒悟过来是我写的话，他忙着解释："我本来想喊我的天呀，不知道怎么回事加了个儿。"接着他继续仰天长叹："人生苦短呀！"我更乐了，因为这是我最常向他喊的。只可惜他没听过胡兰成在发现自己受了张爱玲文笔影响时笑说的："我真是吃了你的馋唾水了。"不然，他肯定也要反复说的。

　　说起那个《红楼梦》通，钔子又开始吼："强！太强了！绝对的！基本一问哪本书里任何的对联、典故、人物、诗歌、剧情，无一不知！"我笑说："其实到了这个地步，我觉得也就没什么喜欢的意思了，因为这属于太程式化的掌握了。就好像你喜欢一个女生，把她一年穿的每件衣服的样式和她身上有多少颗痦子背下来，那也没什么意思。"

　　说到我们两人字的好看难看的问题，他说，他们班的人基本上已经公认他为最好了。我说："那不行，你这些同学估计不很会看字，就好像乞丐说你富这不能算，如果是富翁承认你富这才行。"

钊子问："你这头发什么时候才能剪呀。"我说："我不是说了吗，等我血小板升上来，我把朋友们都召集过来，我把头发再次剃秃，然后把卷发存在盒子里埋起来。"钊子："那要是老不起来呢？"我说："那就老留着，正好能冲击个吉尼斯世界纪录。"钊子："那估计没什么希望了。有个老头抢了先了，他留了40多年了，头发绑得跟屎似的。"

"不是，他是说即使不动它都有可能自发出血。"

"对呀，这你不用跟我说，我一年四个月了我当然清楚。我保护得多不容易呀。"

"他是说没法保护他都会出血。"

"对呀，这才是我不容易的原因呀。合着你现在才明白我多不容易呀？！"为了跟他说明白，我终于想了一个形容："**我就是一个易碎的杯子，可我现在已经被使劲往地上摔了一年多了，却没碎，或者碎了几个角，而我又努力，在它外面刻画出最美的花纹。**"

今天早上，下起了这个冬天的第一场雪，大片大片的雪花，轻轻地覆盖在屋顶，可没一会儿就不下了，没一会儿就化了，无影无踪。现在是 2005 年最后一天的晚上，写到这儿，我看见窗外放起了炮竹，光影闪到天上。

2005 年过去了，我很怀念它。

第 **3** 部　二〇〇六年
断简

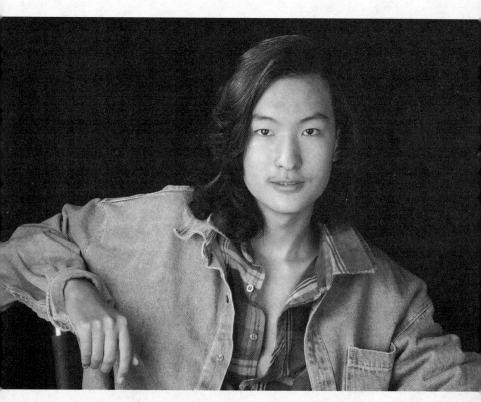

在野摄影工作室·钱晓红摄

不知道是不是新的一年赋予了我一种预言能力。1月1日，中午，我正在睡觉，丹云阿姨来电话，但手机没电了，突然断了，当时我感到是丹云阿姨要来。下午，丹云阿姨来电话，她果然要……

　　安宁说她们家好多电影都放了好长时间还没看，我说："看吧看吧！将岁月的积尘用手从架子上扫下来。"

　　雨浓比我小好几岁。从我住在中日友好医院，她就来看我。现在，她上了人大附中。她组织班上同学演我的剧本《我爱我班》，然后录下来，刻成盘寄给我。演的那天，我想去，她们老师不同意。我告诉她："演得很好呀！看得我流连忘返的。"说到老师没怎么看这个戏，我说："她不看也罢，免得她血压升高，这个戏是不属于老师的。"由此我们又说到老师不让我来的事情，我说："我和我妈一直认为，老师总是爱打击人积极性的。"问她的生日，最后，我和她约定，明年的这会儿，我去看她的戏，并提前祝贺她的生日。

1月15日，中午，我拿着《子尤14岁文集》看得很来劲，妈妈说："人家都是不敢看自己的东西，你怎么看那么高兴呀？"我感叹："14岁真是我太转折的一年了！太充实了！"妈妈说："15岁也是呀！出了书了。""不，我说14岁转折是针对我自己说的，15岁出了书我还是那样，我没有改变，我甚至连高兴都没大高兴，到目前为止公众只知道了一个'青春狂人'，这有什么可高兴的！"

趁着这个机会，我可以和许多很久没联系的同学联系。电话中得知，连班长依旧是以自己学习不好而骄傲，一个假期疯狂补课，直到昨天才能歇会儿。我又给丁超打电话，她说到小云，说她的家长已经把她全面封锁，谁都找不到她了。她说曾经和同学商量来看我，后来又不敢来了，和小云也曾经商量来看我，后来也不敢来了。我说："我有那么让人闻风丧胆吗？""小云说，去看子尤，肯定会被他轰出来的。"我笑着说："她挺有自知之明。"听到小云这样说，我特别高兴。

去中关村图书大厦。座谈之后，人家将我推到一个办公室里歇息，但办公室里烟味太大，于是我自己推着轮椅到过道。只见那个多功能厅在我走了以后，又拥进新的一堆人，此时正有一个人讲着如何考试，颇为有趣，我饶有兴味地听着。这时我身后来了一个穿着白毛衣的姐姐，她轻轻地说："我将是你新书的责任编辑。""哦。"她说，最初知道这个书，她并不在意，觉得不过是小孩写的嘛，而当被予以任务，她要认真开始看的时候，情况才有了变化，她竟然还有因读我的书在办公室哭的经历。

就是这个编辑姐姐，从北京回到上海，突然意外死去。

听到这个消息，我在那天的博客里写下——写给一位刚认识就离去了的姐姐：

"我认识她不久，本来以后会成为很好的朋友，可今天早上，从电话里得知，她已经走了。**她只有 24 岁**。不要以为她又是我的哪个病友，请别只将死亡一类的'恐怖'词只固定在医院或病床上，似乎只有病床上挣扎的'煽情时刻'，才会让人哀叹一声，同情一句，然后继续投身'光明的、健康的世界'里，死亡，与我们无缘！不！生病后，我体会到，天有不测风云，生命是脆弱的。这一年，我身边的许多人都走了，而我，依然在行进着。在此之前，她是再健康不过的一个人。可一个意外，使她离开了我们。而意外，其实就在每个人身边。

想到她已经离去，想到我只有那一面的记忆，于是拿纸拿笔，让妈妈将蔡琴的音乐打开，笔在纸上摩出沙沙的声音：

我努力低头回忆，

回忆一切的你。

那是在哪年哪月，

那是在何时何地。

我只记得你的白毛衣，
和你的言语点滴。
你低着头自我介绍，
介绍着怎样的自己。

可我只见过你一面，
可我只独守眼神的唯一。
只说过微笑的一句话，
就陷入梦的别离。

从此我们幽冥永隔，
从此我们各奔东西。
从此真实将虚幻代替，
从此我目送你远去。

还有，还有，还有呀！
可我，可我，已忘记。
当你，当你，上了路，
留下，叹息，和珍惜。

我发现，面对着种种事情，人最爱说的话，会是："为什么？"

为什么他们要这样，为什么人们会这样，为什么我会得病。我从不问为什么，即使问也是说："为什么这么来劲？"

我准备打电话给贝贝，跟她说 *The God Father*……

这一年发生的事要比上一年厚重许多。我在写的过程中就觉得这一年的事怎么那么多呀，我跟妈妈说，就是什么都不干，光经历这些事，都是对我的升华。生活给予人智慧，一点错都没有。

这样多事的一年，遥遥无期的前方，每日接连不断地出血，我都以轻松化解和度过。当一日在阳台又发现腿上出了一块时，我禁不住泪下，而接着大喊一声："女生！"或许我就会好受一些，就跟宝玉挨打时干的事差不多。

再看 14 岁的照片，妈妈说："你看你那会儿爱笑，笑得多单纯呀，你现在不爱笑了。"我说："我总不能老一个样呀，其实每个时刻都有每个时刻的好，以后再看这会儿也会觉得好。"突然我感叹："你看咱们俩特别爱赞美事物，特别爱欣赏事物，这多好呀！"

有几封读者来信，都是已经上大学的大姐姐，为什么？哈哈。

今天还有一封，她由《悠哉悠哉》，由小云，想到了自己纯洁的初中时代，想到了自己是怎么对男生。她说我敢写，因为我的敢写，她想起了自己的过去。我挺高兴自己可以做到这点。

有时我会装作特可怜地说："其实我这人挺好的。"我觉得稍认识我的人就会很看清我的"本来面目"，其实我是个挺理想化很单纯的一个人。我对于世界，对于未来，都挺有期盼和自己的想法，当然我也挺脆弱，可就像脆弱过后，就像在北大校园里在轮椅上跟妈妈苦笑着说的那句话一样："去看搞笑片

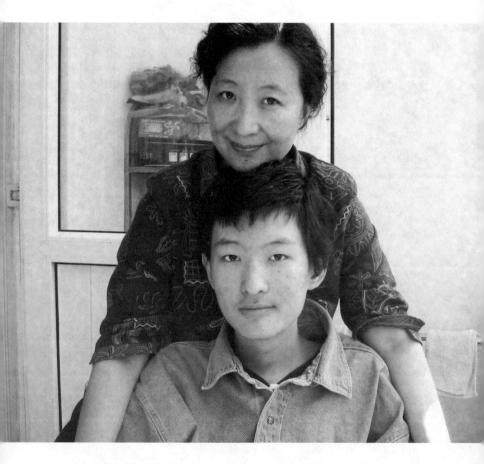

吧！"其实，我是把那声笑，那一瞥，那片云，藏在最心底的。

好风如水……

花花公子，草草亲王……

一个明朝亡国时 24 岁就死了的才子短命鬼汤氏，说过一个话，说他只有三副眼泪：哭国家大事不可为，文章不遇知己，才子不遇佳人。

太妙了，这种人就是才子。

我呢？我想想。

目前，我的三哭是：好身体还没有，好文章缺知己，好风景不能赏。

我还偷偷想了一个"好女生不能爱"，但没说出来。这话看见了就行了，不要批评我，因为估计男生都有这心思。别外传了。

写这篇文章的时候，妈妈也很忙，我每天写一会儿，然后给她报告一个字数，只听今天是 1 万 3，明天是 1 万 9。边写我边要感叹，怎么每天都有事呀？一直没停过。这样的一年对我是多大的提升呀？

妈妈问，是按人写，还是按时间顺序写？我说自成一体。**我想描绘一种生活的真实。就是生活为我写剧本。读者跟着我的视角走，谁来了，谁走了，努力让读者的心和我所想的一样。**

《天为神州降此童》，简称《神童》……

李敖是经过大风雨的人，现在再听到骂自己的话估计都不会在意了。但他那个时代都是报刊骂，而那是经过筛选的。现在网上是人就可骂，且长则上千字，短则一句话，文责无法自负。把人看急了，都想喊一句："小子有本事咱们到外面单挑！"

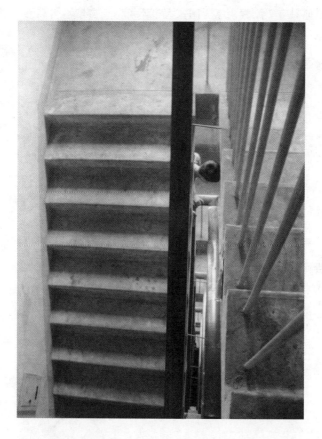

生日时，钊、根儿、燕燕、阿峰来，他们都说有不知情的同学跟他们说对"子尤"的"崇拜"，说："你知道吗！他上着上着课就倒了！"妈妈大笑："你们可以说，他倒的时候你们都在场见证！"

燕燕拿出一封信，说："等我们走了你再看啊，你看了别抽啊！""哦？""这信不是我写的……实话跟你说了吧，是小云写的。"中途来了客人，他们几个跑了，我就看了，看完之后觉得写得不错。她怎么那么像大姐姐呀！燕燕得知我看了，赶紧跟钊说，他说："看了就看了吧！"

回想我一开始写《悠》的时候，还是2004年末，脑海奔腾，心灵驰骋，独闷一人，浑身都疼。如今我出书了，出了点名了，同学的同学都知道我了。我依然在写《悠》，依然《悠哉悠哉》。

网上有一个漂亮的女孩子叫猪猪角，开始跟我联系。我和猪角子终于说话了，讨论了我的屎的问题，天呀！

"你根本就不该告诉她！她以为我边打电话边拉屎呢！"我对妈妈说。她来电话第一句是："还努力呢？"我没明白，竟然答应了！接着她问了，多吗？我说："很健康。"她问，颜色呢？我已经说不出来了。

首先我们要承认在这个年龄会不会有这份思想与冲动。光说不准早恋，这就跟要拉屎不让拉一样。不让拉屎也可以有理由呀，要浪费时间，人家这么多时间可以创作出一份作品，你两手空空地从厕所走出：臭；还脏马桶。

结尾：最后我将这满头卷发剃了。它们见证了我化疗之后的全部故事。我将它们封存在盒子了。继续看着我的未来。

然后呢？先写到这儿吧。歇歇吧。

两年前的 3 月 24 日晚上，我在医院大厅坐了一晚上，想着未来。

6 月 23 日。贝贝来看我，问我腿怎么样。我说："正练着呢，快能走了，马上就该会叫妈妈了。"

说到《少年汉尼拔》电影，巩俐演他的姐姐知己，说着说着，我说："虽然这样，汉尼拔有时候还是会伤心。"

"哦。"

"因为不能走路，所以巩俐就来陪他，给他下电影。"

"嗨！"

贝贝要去美国了，我知道自己肯定要给她写诗，并且有趣的是我一个月前就建了这文档，起名《只为这一刻》，还从网上找了好几十首新月诗，每天熏一熏。想到一句好诗，就记下来。现在想来，这些都没用。因为"一时兴起"在哪儿发生都不对，唯独在写诗上，是真理。所以，那些句子都用不上。

老想着"我一定会写这诗"，压力挺大，又不知道什么时候那股劲儿会起来，滋味不好受。我心想要是有一个激励就好了，就想着给贝贝打电话时问她："你喜欢我吗？"这样肯定挂下电话后，我一蹦三高地开始写诗。谁知她来电话时我忘了问了！急得我恨不得翻遍所有女生电话找一个问去。

眼看着贝贝说下周一来，今天都周日了，不写不行了，我心里激动呀！中午，醒过来，爽，窗帘拉着，阳光轻柔照进来，我意识到这一刻来了，兴奋得如同崔永元感觉睡意来了。

我的主导思想是，这个故事是两个人的相遇又分别，我在想，能把它延伸延伸延伸，到什么极限？于是我从时代上延伸，他们的相遇变得伟大，不只是某个地点，而是在某句诗里相遇，某次战争里，这是时代与时代的相遇，等等。这就是我想表达的。但最终我还是把它缩小，弄得还是一个只是送给贝贝的诗。不知道以后我会不会再把主题扩大。

以后历史学家研究我，会在书上写，"我们发现子尤从15岁开始，写诗在主题上胃口很大，视野变得越来越宽阔，总想总结时代，从《有这样一群人》开始，这方面到极致的是《我们的时代》，连给小弟弟写诗都搞笑说要写到鸦片战争。如今写两个人见面，都要遨游时代。"

两个人的奇迹

这是个开花的季节
我拥有幻想，纸笔，和你
明天没有花开

只留给我回忆和回忆。

你拿着一朵百合站在床前
笑着说"每天都要来这里"
那是房间里最美的身影
最美好的身影，有最美好的心灵倾听

我的稿纸涂满爱的颜色
我的泪里有两人的分离
我愿在风中写上希望
轻轻地，没有一丝痕迹

我只想变成一个安静的小胖熊，
坐在山坡上，远远地看着你
（本来想写树枝，后来觉得我和熊都不一定能爬上去）
让你吃新鲜的果子，听新鲜的和风
还有新鲜的人心，新鲜的空气

朋友，你即将远走
可我还有无限的昨天，无限的记忆
何时，我们会重逢
何时，是归来的日期

很快，随时随地，我们会再次相遇

是吗？你在哪里？我又在哪里？

（突然禁不住想写好好保重身体）

岁月是一段等待连接又一段等待

人生是一句话语遥望又一句话语

从汉到唐，我遇见你

日月光华，旦复旦夕！

从唐到宋，我遇见你

招之即来，挥之即去！

举杯邀明月！我遇见你！

对影成三人！我遇见你！

她望极春愁，我对酒当歌

我在时间的迷宫里寻找你！

行行重行行，与君生别离

踟蹰亦何留？相思无终极！

天地过客，万古为尘

怅然慨叹，归去来兮！

看见回眸一笑百魅生

感受此恨绵绵无绝期

他们相逢，他们欢笑

他们分别，他们哭泣

我的故事与他们不同

我的相遇爱上他们的相遇

这里有个词汇叫做想念

这里有种情怀叫做美丽

那是条悠长悠长又寂静的小巷

我也遭遇了丁香一样的姑娘，丁香一样的呼吸

还想看到你迎面走来撞见我

还想看到你难以置信的惊奇

还想看到你喊："今天见着真人儿了！"

还想看到你的欢喜

还想看到你眨巴眨巴的大眼睛

还想看到你走在金色的西西里

还想看到你亦步亦趋的脚步

还想看到你一摇一摆的笑意

还想看到你与我望茉莉花开

还想看到你将长长的密码解析

还想看到你编织那云上的日子

还想看到你拿着重重的摄像机

还想看到你胶片上的轮椅

还想看到你笔下的秘密

还想看到你定格了谈笑风生

还想看到你记录那甜蜜

还想看到你高谈阔论

还想看到你东风无力

从古至今，一切的故事

其实都是相遇，然后分离

去吧，我送上永不流泪的祝福

然后告诉自己，不要忘记

只为那无法言说的表达

只为那两个人的奇迹

只为那上天谱写的命运

这就是一切意义的意义！

只为这一刻！连天使也爱这美丽！

记住这一切，记住那心之所向

我们永远约定的地方

我等待，在那崎岖的小路上，

会有人再次相遇

一个是我，一个是你。

这不该是个写人的诗，它写时代。所以我不满意，一直不满意……

今天，我改呀改，改呀改，终于拥有了我要的意义。

7月24日。她来跟我告别。

我想好应该站起来和她拥抱。我腿很不好，但它会好的，

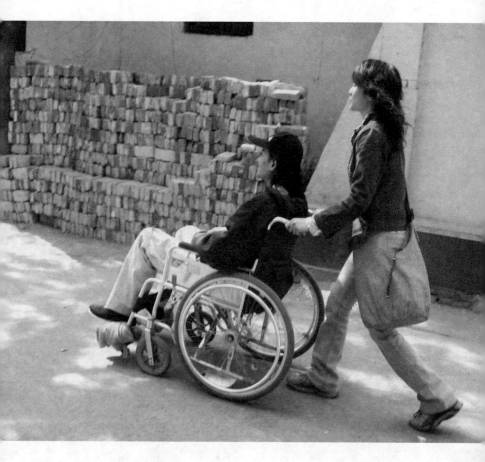

而属于我 16 岁的拥抱，此时不抱，可就一去不复返了。

只见她已经要走了，我知道，再抑制人就没了，一别几年过去，我都该成成年人了。想起李敖要女生不要面子的话，于是我说："咱们应该拥抱一下。"贝贝说："好，好。"把大包小包又都放下，颠颠地跑过来。我说："应该站起来。"于是我手撑着桌子站起来，贝贝说："比我高多了！"我们拥抱，然后我飞快地亲了她的左脸。

之后，我怎么回忆过程都想不清晰，时间隔得越久反而想起得越多……

后记可以说当家长从我身边走过，问我："写《悠哉悠哉》呢？"我就说："对，悠着呢。"还可以说，优哉游哉。

记者：会不会有人说你是在卖自己的生病经历？

子尤：其实每个人不都在"卖"吗？作者更甚，"卖"什么呢？自己的人生经验。我想它有意义的地方是展现了一个小男生在特殊的境遇下是如何成长，如何面对周围的世界，周围的人的。

简单地说，我希望让感情变得美好起来，现在最美好的感情也基本遵循着"打是疼骂是爱"的暴力故事，

这个"我的小云"的意思，不是说小云是我的，而是现实中有个小云，我的回忆里有个小云，现实中的小云，我与她挥手作别，回忆里的小云，留下我轻轻凭吊。

我只愿它静静开头，静静结尾……

其中的一感一觉，一颦一笑，一眼一神……

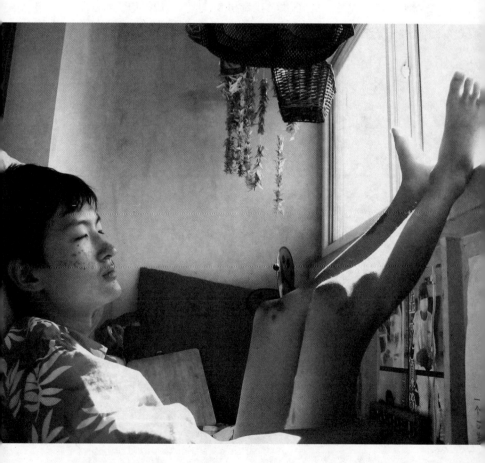

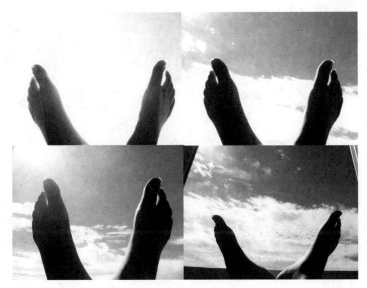

子尤自拍

记事本

关于子尤

1990年　4月10日，在北京东城区骑河楼北京妇产医院出生。

1995年　4月10日，妈妈送两份生日礼物——相声磁带、漫画书，从此迷恋相声和漫画，熟悉侯宝林、刘宝瑞、马季等人的相声，最爱漫画《父与子》。

1996年　开始痴迷卓别林，看遍卓别林电影，模仿卓别林步态、动作。
　　　　9月，入北京西城区宏庙小学。由于上小学前家里没有教过认字和算术，在学习上显得十分笨拙。班主任孙老师爱惜子尤，每天安排他在班上说相声，得到全班同学喜爱。

1997年　由卓别林电影，转而热爱电影，开始电影之旅。主导着家人共同拍摄家庭电影，比如《老爸与儿呆》、《警察与小偷》系列。

1998年　口述第一篇"小说"《一战时期的俄国儿童队》，自此"口耕不辍"（子尤语）。家人均是他的记录者。

1999 年　作第一首自由诗："北京城，你这苍老的风，我将伴随你一生……"
　　　　进入自由诗之门。

　　　　4 月 10 日，9 岁生日，子尤得生日礼物《子尤 8 岁作品集》。每年生日，
　　　　得到上一年作品集，成为家庭惯例。在小学三年级以前，多半时
　　　　间子尤住在姥姥、姥爷家。

　　　　9 月 1 日，回到父母身边，住北京大学燕北园，转学入北大附属小
　　　　学 4 年级 3 班。周末回姥姥家过。

　　　　　子尤极其珍惜周末自由时间。大清早，天一亮，就坐到窗台
　　　　上读书；由姥姥打字，记录他口述。他在文学艺术领域里玩儿得
　　　　不亦乐乎。读凡尔纳，写《环游地球梦》；读金庸，写《江南群侠
　　　　传》；读《鲁滨逊漂流记》，写《克里特十年游》；读福尔摩斯，写
　　　　《孙启元探案全集》；读莎士比亚，写剧本；读《斯巴达克斯》，写
　　　　同名话剧；读贝多芬，写《真理交响曲》；看《我爱我家》，写《我
　　　　爱五三》、《我爱我班》……

2000 年　夏，在北京翠微大厦《三重门》签售现场见到喜爱的韩寒，后一直
　　　　关注韩寒及其作品。曾撰文《论韩寒的小说》和《我看韩寒》。
　　　　主持开办"月亮文学社"，陆续演出话剧《命运交响曲》、《莫扎特》、
　　　　《哈姆雷特》、《威尼斯商人》、《麦克白》、《时间管理所》。此外，
　　　　给同学讲故事，组织大家拍电影。因为班主任陈老师的好，子尤
　　　　的理想之一是长大做小学四年级老师。

2001 年　"月亮文学社"，继续自编、改编、自演、导演话剧。

2002 年　夏，小学毕业，去欧洲探亲、旅游，待的时间最长的是在维也纳，
　　　　去中央墓地寻找熟悉的艺术家，多次拜访贝多芬故居，走在贝多芬
　　　　小道上。而《教父》的故乡西西里岛之行，被子尤称作"惊喜和永

恒"。他写了欧洲之旅的长文和长诗。

9 月，进入北达资源中学，在北大附中读初一。班主任是彭老师。

父母离异，和妈妈生活。

2003 年　非典（SARS）盛行，停学在家，读写娱乐。因诗歌《夜幕下的天安门》
　　　　结识邵燕祥（1933 年生）先生。一老一少书信往来，每一封信，
　　　　给对方一首诗。子尤走后，邵先生发表《痛悼子尤》（《北京青年报》，
　　　　2006 年 11 月 4 日），其中写："你爱我们，我们爱你，你所向往的
　　　　就是我们的向往啊，子尤。／你与音乐同在，你与诗同在，你与激
　　　　情同在，你与书籍和活跃的思想同在：子尤。／你抓紧稍纵即逝的
　　　　欢乐，你担心我们陷身于太多的哀戚与烦忧，你年轻的胸怀装着别
　　　　人，装着世界啊，子尤。／你不该停止呼吸，你不该在暗夜里隐去，
　　　　世界少了你是永远的遗恨，子尤。／我听到你的母亲招魂：子尤自
　　　　由，自由子尤！／我也要呼唤，归来与我们同在吧，永远的子尤啊，
　　　　永远的自由！"

2004 年　2 月，此时已观影无数，对电影欣赏有独特品位。在《选择什么电
　　　　影看》中，他列出七个层次。比如第四层——早期的经典探索电影；
　　　　美国：《公民凯恩》、《一个国家的诞生》、《党同伐异》；欧洲：《一
　　　　条叫安达鲁的狗》、《卡里加里博士的小屋》。第五层——对顶层电
　　　　影的摸索；法国新浪潮电影应该用耳朵欣赏，日本黑泽明的电影要
　　　　跪下欣赏，美国库布里克的电影要躺下欣赏。他列出《广岛之恋》、
　　　　《筋疲力尽》、《四百击》，称《2001 漫游太空》是电影版本的圣经。
　　　　第六层——真正的大师电影。伯格曼的电影，只能用神圣形容；费
　　　　里尼的电影，用迷离来形容；塔科夫斯基的电影，没法形容。看了
　　　　《第七封印》、《野草莓》，他感到自己在和上帝接触。而《甜蜜的生
　　　　活》、《乡愁》、《牺牲》虽然看不懂，则是在用心和导演交流。他说

最美的电影是真诚的。第七层——巅峰电影,回到卓别林。他说:"电影始于卓别林,止于卓别林。哎!卓别林!哭也为你,梦也为你呀!"

3月,初二学生,课上突然呼吸不畅。经查发现纵隔肿瘤,入住中日友好医院,确诊为非精原生殖细胞肿瘤。化疗三个疗程。此后,两年七个月病中生活丰富多彩。

5月,友人介绍布仁巴雅尔和女儿诺尔曼认识子尤。他们来医院看望并歌唱,从此成朋友。诺尔曼14岁时为子尤14岁所写《秋雨沙沙落》谱曲,两人曾经合唱,后录制成曲。

6月23日,友人陪史铁生夫妇看望子尤。俩人打趣说怎么跟人家显摆:这病你得过吗?那病你得过吗?

6月25日,在301医院行纵隔肿瘤切除术,连带右肺上叶切除。

6月29日,术后第四天,子尤对妈妈说:**"上帝准备今年送一个金灿灿的肿瘤给一个人,送给谁呢?他怕胆小的人支持不住,所以接受这个肿瘤的人需要坚强。然而,坚强挺下来的人,留下来的只有平淡的忍受,所以要送给一个乐观的人,而乐观挺下来的人,光笑没有回味,他就准备送给我,我是超越一切的!我把这叫享受。"**

8月,在北大肿瘤医院做最后一个疗程化疗。血小板降低。

10月,入西苑医院血液科,被诊断为骨髓增生异常综合症(MDS)。

2005年　2月,入住北大校医院。在北大校园生活8个月。

有感于中考同学的命运和社会对于单亲家庭孩子的偏见,子尤开始《好一个初中三年》和《单亲家庭的孩子》两个访谈系列。

3月,在《论天才和其他》文中写:"20世纪出生的天才作家里,女的只有一个,张爱玲;男的就是我,子尤。"后被编辑挑出,印在《谁的青春有我狂》的勒口上,被指"青春狂人"。

7月7日,在《南方周末》发表文章《让我心痛的妞妞和〈妞妞〉》。

7 月，少年儿童出版社出版子尤作品集《谁的青春有我狂》。

7 月 29 日，《北京青年报》曾鹏宇撰文《90 后狂狷少年：癌症挡不住我发言》，第一次称其为"90 后"。子尤得意地说自己是"90 后开山鼻祖"。

9 月 21 日，李敖在北大演讲后看望子尤，赠送早年著作《教育与脸谱》，题字"目有余子尤其是你"。子尤回赠《谁的青春有我狂》，题字："你也曾青春似我，我也会快意如你。谁敢喊虽千万人吾往矣，谁又将两亿年握在手里。"在送李敖往电梯里和医院台阶上，子尤问李敖："怕不怕死？""你为什么要来到世界上？"

9 月底，从北大校医院出院，回家休养。

2006 年　和妈妈在《癌症康复》杂志开专栏，取名《尤是那般红》；各期题目分别为：《是喘气也是传奇，是经历也是精力》、《是病床不是冰床，爱点滴也是点滴》、《是医院也是意愿，是医生也是一生》、《是血液也是学业，会痛哭不会痛苦》、《是病痛不是病童，爱生命才是圣明》。

6 月，少年儿童出版社出版《你好，男生子尤》，收录对子尤的访谈。

8 月，发表最后一篇文章《生亦漂亮，死亦漂亮——读威尔伯〈超越死亡：恩宠与勇气〉》（载《凤凰周刊》）。

9 月，病情恶化，入 301 医院、西苑医院、复兴医院。

10 月 22 日凌晨，在北京复兴医院停止了呼吸，走前最后一句话："这个故事会怎么收场呢？"

10 月 24 日，在复兴医院亲友为子尤举办烛光诗歌送别会。有同学递上当日韩寒博文："今天知道一个消息，年轻的子尤去世了。他是个九零年的孩子，聪明乐观有才华。我看过他的不少文章，很喜欢他。不在学校的求医生活反而给了他独立的思考和独特的精神。上天很不公平，老的老不死，年少的却先逝。无论如何，他在他的文字一直停留，当我们想念他，就可以见到，这是热爱文学的人所独享的。送给他一首我很喜欢的歌，汪峰的《美丽世界的孤儿》。任何真正的作者，都是独立于世的孤儿，既然一直在自己的世界里，死只是彻底的独立，安静的思考罢了。希望他开心。望他的家人节哀。"柳红读给子尤和朋友。

2007 年　2 月，子尤去世百日，诗集《画天》出版，在现代文学馆举办子尤诗歌朗诵会。

10 月 15 日，子尤骨灰安葬于北京昌平南口凤凰山陵园。

......

　　　子尤满意自己的生命，他说——

　　　我这一生活得多生机勃勃、波澜壮阔；
　　　我每一秒钟都和上一秒钟不一样；
　　　妈妈，我们幸运又幸福。

后记

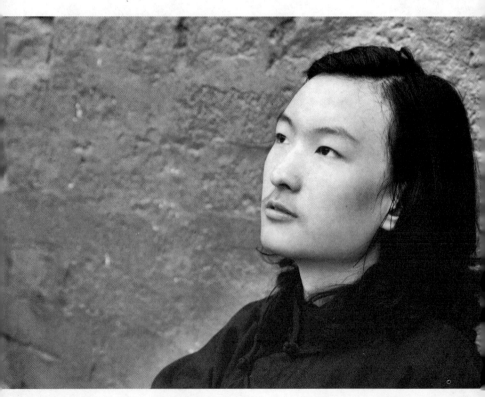

在野摄影工作室·钱晓红摄

我和子尤母子一场的又一次定格

9月6日，珠峰大本营。天刚蒙蒙亮，起身前往世界上最高的寺院——上绒布寺。

近在眼前的珠穆朗玛峰被云彩遮住了。天气很冷。我把带着体温的一缕子尤的头发摆放在寺旁石山上。抬起头，面前的珠峰露出了峰尖，太阳出来了。此时此刻，我终于了却了在西藏、在雪山纪念子尤去世5周年的心愿。而在昨天，我也把它放进珠峰流淌下来的雪之河，看着它漂向远方；前天，在纳木错的那个凌晨，则是用天石，搭了一座矮小的石山，里面存放着子尤的长发。我确信，做这一切的时候，子尤在看着我。他参与了发生在蓝天、白云、天湖、雪山之间这庄严、圣洁、平静的仪式。

我从来都这样认为，在子尤走后的5年间，就更加相信他来自天国，说不定，就是从这喜马拉雅山上走来的。所以，在喜马拉雅山为子尤举行一个特殊的仪式，是我梦寐以求的愿望。

因为，在这个地球上，只有这里的山，这里的水，这里的天，这里的地才能给人永恒感；只有在这里，才真正感到天地灵是一体；也只有在这里，才寻求到与子尤真实地亲密接触。在圣洁之中，在庄严之中，在平静之中，没有语言，没有眼泪，甚至没有声音，只有蓝天、白云、雪山、天湖、河流，还有各种各样的石头。这是我和子尤母子一场的又一次定格。

纪念，作为母亲，我的心意，宁愿用行动，而不是文字。

如果说有什么遗憾的话，这本书是部未完成稿。子尤曾经写好了前言，说要自己顺一遍。可惜没有顺完，就最后一次进了医院。他留下很多空白，留下一些天书，留下一些记号。无论我们是多么亲密的母子，无论我们怎样彼此活在对方的生命里，我都无法知晓他写作时的心思，无法追逐他的想象，无法猜测接下来的句子；更无法企及他的幽默和文笔。于是，就这样，不动他，不动它，不动乱了它。

其实，也没什么。我们看不见的，我们看不懂的，也还是在。

感谢上帝的馈赠；
感谢亲友的帮助。

子尤的妈妈　柳红
2011 年 11 月 2 日